Dietmar Mitzinger

Der Pranayama-Effekt in der Trauma-Arbeit

Wie Pranayama die Affekttoleranz steigert und damit die Traumatherapie unterstützt

www.junfermann.de

blogweise.junfermann.de

www.facebook.com/junfermann

twitter.com/junfermann

www.youtube.com/user/Junfermann

www.instagram.com/junfermannverlag

DIETMAR MITZINGER

DER PRANAYAMA-EFFEKT IN DER TRAUMA-ARBEIT

WIE PRANAYAMA DIE AFFEKTTOLERANZ STEIGERT UND DAMIT DIE TRAUMATHERAPIE UNTERSTÜTZT

Mit einem Vorwort von Regina Weiser

Junfermann Verlag
Paderborn
2018

Copyright	© Junfermann Verlag, Paderborn 2018
Coverfoto	© Sergey Kozienko – iStock
Covergestaltung / Reihenentwurf	JUNFERMANN Druck & Service GmbH & Co. KG, Paderborn
Satz & Layout	JUNFERMANN Druck & Service GmbH & Co. KG, Paderborn

Bibliografische Information der Deutschen Nationalbibliothek

Die Deutsche Nationalbibliothek verzeichnet diese Publikation in der Deutschen Nationalbibliografie; detaillierte bibliografische Daten sind im Internet über http://dnb.d-nb.de abrufbar.

ISBN 978-3-95571-680-6
Dieses Buch erscheint parallel als E-Book.
ISBN 978-3-95571-705-6 (EPUB), 978-3-95571-707-0 (PDF), 978-3-95571-706-3 (MOBI).

Hinweis:

Dieses Buch ersetzt keine Traumatherapie oder irgendein anderes psychotherapeutisches Verfahren. Annahmen und Modelle, die in diesem Buch dargestellt sind, dienen der fachlichen und wissenschaftlichen Diskussion über den Einsatz von Pranayama in der Traumatherapie. Eine wissenschaftliche Überprüfung des hier genannten Effektes ist zurzeit in konkreter Vorbereitung.

Inhalt

Vorwort

Ein ganzes Buch nur über den Atem und die Beziehung zu ihm? – Ist der Atem wirklich so wichtig? Das mag sich mancher Zeitgenosse in unserer schnelllebigen, oft atemlosen Zeit fragen. Ja, er ist so wichtig, zumindest für Menschen, deren Atem aufgrund schwerer Schicksalsschläge und Traumata ins Stocken geraten ist, die um neuen Atem ringen und wieder frei atmen wollen. Aber auch viele andere Menschen, denen aufgrund einer immer schnelleren Zeittaktung oft die Luft zum Atmen fehlt, die dadurch in Stress geraten, tun gut daran, wieder in Kontakt mit einem gesunden Atemrhythmus zu kommen.

Dietmar Mitzingers Buch widmet sich ausführlich dieser basalen, da Lebensbeginn und Lebensende bestimmenden Energiequelle, die wir im Alltag zumeist vergessen. Mit dem Thema Atem begeben wir uns an die existenziellen Grundfesten unseres Daseins. Es macht daher Sinn, sich die beginnende Lebendigkeit eines Säuglings genauer anzusehen. Ein gesundes Baby erobert sich die Welt und be*mächtig*t sich des eigenen Körpers, indem es verschiedene Möglichkeiten ausprobiert: „Was können meine Beine? Was kann ich mit meinen Zähnen tun? Kann ich die Zehen in den Mund stecken?" Usw. Gesunde Eltern freuen sich über die Fortschritte des Kleinen, was die Aneignung und Beherrschung des Körpers betrifft. Selbst*wirksamkeit* entwickelt sich, auf der sich ein gesundes Selbst*bewusst*sein aufbauen kann. Diese Fähigkeit, einen guten Kontakt zu den Möglichkeiten des Körpers zu haben und ihn zu nutzen für das, was die Seele will, haben traumatisierte Menschen verloren, sie fühlen sich hilflos und ausgeliefert – wie ein Säugling. Daher ist der Blick auf die grundliegenden Quellen unserer Lebendigkeit wichtig. Das Selbstbewusstsein und die Selbstwirksamkeit in Beziehung zu unserem Atem ist Dietmar Mitzingers Anliegen, und er erforscht den Atem in subtiler Feinarbeit gemeinsam mit seinen Patienten.

Atem und Seele, Atem und Bewusstsein, Atem und Lebendigkeit bedingen sich gegenseitig; das betonen auch viele Sprüche des Volksmunds und der Weisheitslehrer. Das Faszinierende am Atem ist, dass er gleichzeitig zum willkürlichen wie zum unwillkürlichen Nervensystem gehört. Wir können ihn beeinflussen – und diesem Aspekt widmet sich das vorliegende Buch. Aber gleichzeitig funktioniert der Atem, während wir schlafen, auch ohne unser Zutun. Bekanntlich ist es ja auch nicht möglich, sich durch Atemanhalten selbst zu suizidieren. Der Atem lässt uns erfahren: Zum Teil haben wir Einfluss, aber es gibt auch etwas, worauf wir keinen Einfluss haben und wo andere Kräfte in uns und auf uns wirken. So wie wir auch nur begrenzten Einfluss auf das Schlafen-, Essen- und Atmen-Müssen haben und darauf, wann unser letzter Atemzug sein wird. In vielen Religionssystemen wird der Atem daher mit einer göttlichen Energie gleichgesetzt: Prana bezeichnet sowohl den Atem wie die allgemeine Lebensenergie, im Hebräischen bedeutet „ruach" Atem und Geist, ebenso im Griechischen das Wort „pneuma" und im Lateinischen das Wort „spirit". Atman kann Lebenshauch, Seele oder den innersten Wesenskern bezeichnen.

Diese Schnittstelle zwischen autonomem und willkürlichem Nervensystem finden wir so bei keinem anderen menschlichen Organ. Daher empfehlen die meisten spirituellen Traditionen die Zuwendung zum Atem als Eingangstor und Weg, um in höhere Bewusstseinszustände zu gelangen.

Für Therapeuten ist jedoch der Pol des Einflussnehmen-Könnens wichtiger. Und hier führt uns Mitzinger auf einen wahrnehmungsorientierten sensiblen Weg, wie ein ängstlich und hektisch verkürzter Atem wieder zu unserem eigenen Atem und zu unserem individuellen Rhythmus zurückgeführt werden kann.

Mit Dietmar Mitzinger verbindet mich seit drei bis vier Jahren ein fruchtbarer fachlicher Austausch. Als er mich bat, das Vorwort zu schreiben, habe ich mich deshalb sehr gefreut. Während Dietmar als Psychotherapeut und Dozent in der Verhaltenstherapie verwurzelt ist, habe ich meine psychotherapeutische Ausbildung an analytischen Instituten verbracht. In unserer Praxistätigkeit ergänzen wir jedoch beide die kognitiv-verbale Problembearbeitung mit körpertherapeutischen Heilungsmöglichkeiten aus dem yogischen Erfahrungswissen. Da verbale und bewusstmachende Techniken alleine nicht die Ganzheit der menschlichen Existenz erreichen, ist es uns beiden ein Anliegen, die unterhalb unserer Großhirnrinde liegenden Zentren zu erreichen: das limbisch-emotionale Zentrum und das Stammhirn. Spätestens seit Joachim Bauers Buch „Das Gedächtnis des Körpers" und Bessel van der Kolks Buch „Verkörperter Schrecken" wissen wir, dass Traumata im autonomen Nervensystem und im Stammhirn sitzen; das zeigt auch das vorliegende Buch auf.

Als Begleiter kann man die Freude und den Stolz spüren, den eine traumatisierte Person empfindet, wenn es ihr erfolgreich gelingt, wieder Herr im eigenen Haus zu sein: Wenn eine Triggersituation nicht mehr zu einer Eskalation von Atemanhalten und Steifwerden führt, sondern diese inneren Prozesse in Achtsamkeit und Selbstmitgefühl beobachtend wahrgenommen werden. „Ich kann (nicht: ich muss) eine unangenehme Situation auch aushalten, meine Entscheidungsfreiheit wächst!" Ist es doch die Ohnmacht, nicht nur der Welt gegenüber, schlimmer noch: dem eigenen Körper gegenüber, die Traumapatienten verzweifeln lässt. Das Fliehen und Vermeiden, eine der drei Hauptreaktionsmöglichkeiten bei einer lebensbedrohlichen Situation, lässt dem Leben Traumatisierter oft nur wenig Spielraum; nun aber eröffnen sich wieder neue Handlungsspielräume. Der Verhaltenstherapie verdanken wir viele Ansätze, Vermeidungsstrategien langsam wieder auflösen zu können.

Sowohl Betroffene wie auch Begleiter brauchen einen langen Atem, um Verlorengegangenes und Zerstörtes wiederherzustellen. Ob äußere Gebäude oder innere Seelenqualitäten wie Vertrauen und Selbstmitgefühl: Zerstören geht immer ungleich schneller als Wiederaufbauen. Ein Mensch, der einen langen Atem hat, ist entspannt und geduldig, gleichzeitig fokussiert und klar auf ein Ziel gerichtet. Die Übungen, die Mitzinger anbietet, wollen wiederholt und geübt werden. Jedoch ist oft schon nach kurzer Übungszeit eine kleine Wirkung wahrnehmbar, die anzeigt, dass es der richtige Weg ist. Dies lässt Hoffnung entstehen. Vor allem die Erfahrung, dass Betroffene selbst etwas dazu beitragen können, macht Mut und wirkt heilend.

Dipl.-Psych. Regina Weiser

Psychotherapeutin (DGIP)
Traumatherapeutin (PITT)
Yogalehrerin (MYI)
Dozentin und Autorin

Danksagung

Für die Verwirklichung dieses Buches danke ich ganz besonders: Elisa Meyer aus Wien, Alexandra Wessels aus Köln, Lina Prykhodko aus Müritz, meinem Lehrer und Ausbilder im Yoga Sri Friedrich Schulz-Raffelt, meinem Lehrer in Integraler Somatischer Psychotherapie (ISP) Dr. Raja Selvam, meinen Patienten, die vertrauensvoll meinem Angebot gefolgt sind und sich auf Pranayama eingelassen haben. Reto Zbinden aus Villeret / Schweiz, der mich in der Darstellung vom klassischen Pranayama unterstützt hat, und Elisabeth Westhoff aus Köln, die mir entscheidend bei der Erstellung des ersten Fachartikels über den Pranayama-Effekt geholfen hat. Außerdem gebührt der Dank den vielen Teilnehmern der Ausbildungsseminare in der Yogatherapie und im traumasensiblen Yoga, die mit ihrer Aufmerksamkeit und ihren Fragen dazu beigetragen haben, dass sich viele Aspekte des Pranayama erschließen ließen. Und Petra Simon aus Düsseldorf, die mir in gemeinsamen Gesprächen neue Aspekte der Körpertherapie beschrieben hat.

Einleitung

Die Ausgangssituation

In der heutigen Traumatherapie besteht eine Lücke. Führ den Klienten gibt es keine hinreichende Vorbereitung auf die Belastung, die auf ihn zukommt. Eine Traumaexposition bedeutet, sich Erinnerungen, Gefühlen und Affekten aus der Traumatisierung auszusetzen. Für den Klienten ist das eine erhebliche Belastung, die das Risiko der Retraumatisierung in sich birgt.

In der Traumaforschung hat sich gezeigt, dass traumatisierte Klienten eine niedrigere Herzfrequenzvariabilität aufweisen und eine verringerte Toleranz gegen Affekte und Emotionen haben (verkleinertes Resilienzfenster). Die Reizschwellen senken sich immer weiter ab und selbst kleine Reize können erhebliche Reaktionen im Nervensystem auslösen. Die heutigen Methoden in der Traumatherapie können keine Herzfrequenzvariabilität herstellen, sie können keine Toleranz für Affekte oder Emotionen herstellen, sie können keine Reizschwellen im Nervensystem heraufsetzen, aber sie gehen trotzdem in eine Traumaexposition. Um das Ganze irgendwie durchführen zu können, wird hochfrequent mit Entspannungsbildern (Ankertechnik) oder mit motorischen Bewegungen gearbeitet, die die beginnende Erstarrung reduzieren sollen. Dabei bekommt der Klient den Eindruck, dass er vor seinen eigenen Wahrnehmungen in das Entspannungsbild flüchten muss, weil er sich selbst sonst nicht aushalten kann. Dieses Vorgehen ist hoch problematisch, denn der Klient lernt nur, dass er weiterhin auf der Flucht vor sich selbst bleiben muss.

Besser wäre es, wenn wir die Möglichkeit hätten, mithilfe einer gezielten Intervention auf das Nervensystem des Klienten so einwirken zu können, dass die Nerven robuster werden gegen starke Affekte und Emotionen, anstatt immer wieder mit einem desolaten Nervensystem in eine belastende Erfahrung hineingehen zu müssen; eine Prozedur, durch die Klienten nur hilfloser und depressiver werden.

Zusätzlich gibt es das Pendelproblem: Wenn ein Traumaklient sich erregt, gleitet er schnell in Angst und Panik hinein. Arbeitet man dann mit Entspannungsmethoden, rutscht er viel zu schnell in eine Erstarrung. Wenn man den Klienten dann wieder aktiviert, gleitet er sehr schnell erneut in Angst und Panik ab. Der Traumaklient pendelt also zwischen Angst und Panik auf der einen und Erstarrung auf der anderen Seite. Um dieses Pendelproblem zu lösen, muss die Erregbarkeit des Nervensystems insgesamt verändert werden. Sie muss grundsätzlich herabgesenkt werden, ohne die Wahrnehmungsfähigkeit des Klienten zu reduzieren. Besser ist es sogar, die Wahrnehmungsfähigkeit heraufzusetzen.

Nach Möglichkeit sollte die Erregbarkeit ohne Medikamente herabgesetzt werden, denn diese haben die Nebenwirkung, die Wahrnehmung des Traumaklienten stark zu beeinträchtigen. Er ist dann nicht mehr in der Lage, bewusst zu erleben, dass er seinen Zustand verändern kann. Dieses bewusste Erleben einer selbst herbeigeführten positiven Veränderung ist aber die Voraussetzung für die Gesundung des Klienten.

Gesucht wird also eine Methode, die es dem Klienten ermöglicht, sich selbst so zu regulieren, dass er in seinem Nervensystem sowohl die Neigung zu Angst und Panik als auch die Neigung zur Erstarrung reduziert und so robuster gegenüber Reizen werden kann. Diese Robustheit gegenüber Reizen lässt sich mit dem Begriff der Affekttoleranz fassen.

Affekttoleranz ist eine Befähigung auf zwei Ebenen: 1) eine neuronale Befähigung, stärkere Reize tolerieren zu können, ohne direkt in Reflexe zu gehen. Und 2) eine kognitive Befähigung, offen sein zu können für Reize, ohne direkt in das Katastrophendenken hineingleiten zu müssen.

Die Behandlungsleitlinie: Mangelnde Affekttoleranz ist eine Kontraindikation für Traumatherapie. Eine Traumatisierung führt zu einer verminderten Körperwahrnehmung; der Körper wird viel weniger gespürt. Die Ursache dafür ist zweifelsohne das extrem starke Leiden der Patienten. Ihr emotionales und affektives Erleben ist extrem intensiv, nicht mehr aushaltbar. Die natürliche Reaktion darauf ist die Reduktion der Körperwahrnehmung, der Preis dafür ist eine sehr geringe Affekttoleranz.

Die **A**rbeitsgemeinschaft der **W**issenschaftlichen **M**edizinischen **F**achgesellschaften e.V. **(AWMF)** e.V. weist in ihrer Leitlinie 11 für die Posttraumatische Belastungsstörung auf die Kontraindikation für Trauma bearbeitende Verfahren hin. Diese besteht u. a. in der „mangelnden Affekttoleranz".

Die Widersprüchlichkeit: Eines der Hauptsymptome der Traumatisierung ist jedoch genau dieser Mangel an Affekttoleranz. Hier entsteht ein eigenartiger Zirkelschluss: Einerseits dürfen Klienten mit Traumatisierung nicht in eine Traumatherapie, wenn sie mangelnde Affekttoleranz aufweisen, andererseits brauchen sie gerade wegen der mangelnden Affekttoleranz eine Traumatherapie, weil sie diese selbst nicht herstellen können. Betrachtet man diese Situation von außen, dann mutet sie sehr widersprüchlich an. Hier ist also dringend eine Veränderung vonnöten.

Die Lösung: Pranayama stellt die erforderliche Affekttoleranz her. Es verändert Auslöseschwellen im Nervensystem, es setzt sie nämlich herauf. Der Traumaklient wird robuster oder, anders ausgedrückt: Sein Nervensystem wird resilienter gegenüber Reizen. Durch die Erfahrung, dass sein Nervensystem robuster geworden ist, wird der Klient offener für das Wahrnehmen von Reizen. Auf Pranayama baut ein Prozess auf, der im Yoga Pratyahara genannt wird. Dieser nutzt die hergestellte Affekttoleranz und führt danach in eine entsprechende Traumaexposition. Das Pratyahara zielt nicht auf Erinnerungen ab, sondern auf eine intensive Körperwahrnehmung. Durch die Exposition auf Affekte und Emotionen aus dem eigenen Körper (bottom-up) werden auf der Basis der vorhandenen Affekttoleranz gute Ergebnisse erreicht. Das Nervensystem ist „ruhiger" und der Klient macht die Erfahrung, in seinem Körper Sicherheit zu spüren und keine Gefahr.

Der Pratyahara-Prozess wird in Kapitel 5 ausführlich beschrieben. In Kapitel 6 gibt es flankierend Informationen darüber, wie die Körperhaltungen des Yoga (Asanas) so eingesetzt werden können, dass dieser Prozess unterstützt wird.

1. Was ist Pranayama?

1.1 Pranayama beginnt mit dem Herzen

Das Herz kann in verschiedenen Zuständen sein. Gefühlt ist es manchmal geöffnet, manchmal geschlossen. Auch auf der zwischenmenschlichen Begegnungsebene spüren wir den Zustand unseres Herzens, nehmen wahr, ob jemand in der Lage ist, mit uns mitzuschwingen oder nicht.

Um das zu verdeutlichen, stellen Sie sich drei oder vier Personen vor, die sich seit vielleicht einer halben Stunde unterhalten. Das Thema ist eher nebensächlich, aber es ist mittlerweile eine Art Gruppenenergie entstanden. Man fühlt sich verstanden und schwingt mit der Gruppe. Nun kommt von außen eine neue Person hinzu, die sich in einem geschlossenen Zustand des Herzens befindet. In einer solchen Situation kann leicht ein Kommunikationsproblem entstehen. Die neue Person versteht gar nicht so richtig, worum es geht, und hängt sich vielleicht an einem Begriff auf, den der Rest der Gruppe für vollkommen unproblematisch hält. Die Gruppe schwingt nicht mit der neuen Person und umgekehrt die neue Person auch nicht mit der Gruppe. Die schöne Unterhaltung ist vorbei, es wird anstrengend.

Dieser geschlossene oder offene Zustand des Herzens ist auch medizinisch nachweisbar. Im geöffneten Zustand ist Herzfrequenzvariabilität – so der Fachbegriff – gegeben, im geschlossenen Zustand fehlt sie.

Im Pranayama kommt es zu einer inneren Kommunikation zwischen Körper und Bewusstsein. Hierfür sollte das Herz schwingungsfähig und die Reizschwelle der Nerven sollte angehoben sein. Erst so ist auch die Kommunikation von Erlebnissen tiefer Verletzung möglich.

Es gibt eine Reihe von Vorübungen des Pranayama, durch die sich die Schwingungsfähigkeit des Herzens herstellen lässt. In diesem Kapitel beschreibe ich das kurz und beispielhaft an Kapalabhati. In Kapitel 7 vertiefe ich dieses Thema und gehe auf weitere Pranayama-Vorübungen ein. Sie alle haben differenzierte Wirkungen, aber ihnen gemeinsam ist die Erzeugung der Herzfrequenzvariabilität. Diese entsteht intuitiv. Hat er die Vorübung für eine längere Zeit ohne Anstrengung durchgeführt, korreliert der Übende intuitiv den Atemrhythmus mit dem Herzrhythmus.

Wenn das Herz geöffnet ist, sich im Zustand der Herzfrequenzvariabilität befindet, schwingt es mit dem Atemrhythmus. Es kann darauf aufbauend mit jedem anderen System mitschwingen, also auch mit einem Gegenüber die jeweiligen Empfindungen austauschen. Eine weiterführende Pranayama-Praxis – ein längeres Anhalten des Atems – sollte ausschließlich in diesem Zustand erfolgen. Nur ein schwingungsfähiges Herz kann sich einer veränderten Situation anpassen. Für das Beispiel längeres Anhalten des Atems hieße das: Der Sauerstoffverbrauch des Organismus wird gesenkt und so werden erheblich längere Atempausen möglich.

Die Arbeit mit Pranayama beginnt also immer und zuerst am Herzen! Ist das Herz nicht in der Schwingungsfähigkeit, also nicht geöffnet, ist es in einem Zustand, in dem es auf Bedrohung reagieren muss. Dafür gibt es zwei Modi:

1. Kampf-Flucht-Modus: Hier geht das Herz in den Leistungsmodus, denn eine hohe Herzleistung sichert das Überleben bei Kampf und Flucht.
2. Erstarrung: Das ist eine Leistungsbremse, die ebenfalls das Leben sichert, wenn die Bedrohung nicht mit Kampf oder Flucht Erfolg versprechend beantwortet werden kann.

Die Vorübungen des Pranayama haben die Aufgabe, diese Zustände jeweils zu korrigieren und das Herz zurück in die Schwingungsfähigkeit zu bringen. Nach Herstellung der Schwingungsfähigkeit des Herzens beginnt der tiefer gehende Prozess des Pranayama: das Anhalten des Atems. Im Yoga wird dieser Abschnitt des Nichtatmens Kumbhaka genannt. Spätestens dann, wenn sich der Atemreflex meldet, braucht es eine intensive Intention, den Atem weiter anzuhalten.

Das ist ein entscheidender Prozess: Im Zustand der Schwingungsfähigkeit des Herzens wird eine starke Intention praktiziert. Auf diese Weise erlernt unser Nervensystem eine Verbindung zwischen Herz und Gehirn. Es entsteht ein Herz-Hirnsystem, in dem zwei Eigenschaften gleichzeitig etabliert werden: Ein offenes Herz (Empfindungsfähigkeit) und ein Gehirn, das Intention herstellen kann (Willenskraft). Beides zusammengenommen befähigt uns, mutige Entscheidungen zu treffen, was in der Redewendung „beherztes Vorgehen“ deutlich zum Ausdruck kommt.

1.2 Prana + Ayama = Pranayama = Energielenkung

Im Sinne des Yoga ist Prana das Erleben von Energie an einem bestimmten Ort im Körper. Je nachdem an welcher Stelle des Körpers sie wahrgenommen wird, stellen sich unterschiedliche Erlebnisinhalte und Erlebnisqualitäten ein:

- im Oberbauch: Wärme
- im mittleren Bauch: Kraft
- in den Sinnesorganen: verbessertes Hören oder Sehen
- im Kopf: Denken

Die subjektive Erfahrung ist davon abhängig, an welchem Ort die Energie gerade lokalisiert ist, denn dort haben die jeweiligen Körperzellen eine höhere Aktivitätsrate als diejenigen in der direkten Umgebung oder im Rest des Körpers.

Prana im Sinne von Yoga zieht auch ortsabhängig die Steigerung einer konkreten subjektiven Erfahrung nach sich und folgt dabei immer der Wahrnehmung. So kommt es zum Beispiel zu einer Steigerung der Aktivität des Denkens, wenn ich mich länger auf das Denken konzentriere.

Prana ist ein komplexes Konstrukt, welches unterschiedliche Bereiche miteinander verbindet: Denken, Wahrnehmung, organismische Bereiche, Körperzellen und die daraus resultierenden phänomenologischen Bereiche wie Affekte oder Aktivitätszunahme. Das Gesamterleben all dessen ist also das, was ich hier mit Prana meine.

Übersetzen lässt sich der Begriff „Prana" mit „Leben" oder „Energie". Wenn wir Energie im Sinne von Kraft oder Wahrnehmung verspüren, nehmen wir uns eher als lebendig wahr. Prana ist also eine Energie, die im Körper als belebend wahrgenommen werden kann. Es ist aber auch eine Energie im physikalischen Sinn, etwa wie Wärme, Strom, Licht, Wellen usw. Prana ist also ein Zustand im lebendigen Körper, verbunden mit dem Erleben von mehr oder weniger Kraft oder Energie.

Der zweite Teil des Wortes Pranayama, „Yama" lautet vollständig „Ayama" und bedeutet „Nicht-Sterben" oder „Nicht-Tod". Wenn man den Begriff „Prana" zusammen mit dem Begriff „Yama" übersetzt, dann kommt man zu der Bedeutung „Leben, Nicht-Sterben" oder „Energie, Nicht-Tod". Wir haben es hier mit einem Pleonasmus zu tun, der seine Bedeutung darin haben könnte, dass es einen Unterschied gibt zwischen „einfach nur leben" oder „mit Energie leben".

„Yama" bzw. „Ayama" hat noch eine weitere Bedeutung: „Lenkung". Mit Prana kombiniert ergibt sich so „Energielenkung". Das macht dann Sinn, wenn wir annehmen, dass „einfach nur leben" durch eine Lenkung von Energie übergehen kann zu „mit Energie leben".

All diese Kombinationen laufen darauf hinaus, dass man lenkend eingreift. Von der Praxis aus gesehen greift man in innerkörperliche Abläufe ein, nämlich in den Ablauf der Atmung. Traditionelles beziehungsweise klassisches Pranayama birgt im Kern das Anhalten des Atems. Es ist damit ein Teilprozess, der im Yoga Kumbhaka genannt wird. Bereits in den Vorübungen findet eine gewisse Lenkung der Energie statt, jedoch erst im Kumbhaka wird der Atem konkret angehalten.

1.3 Der angehaltene Atem und seine Wirkung auf das Gehirn

Im Pranayama konfrontieren wir uns absichtlich mit dem Atemreflex, der durch das Nichtatmen provoziert wird. Ziel dieser Konfrontation ist die Steigerung der Selbstwirksamkeitsüberzeugung und der Resilienz des Präfrontalkortexes gegenüber starken Reflexen aus dem Atemzentrum und starken Affekten aus dem Körper. Diese „intentionale Atemreflex-Hemmung" ist ein Training der Hirnstrukturen, die an der Bildung und Umsetzung von Intentionen beteiligt sind. In der neueren Hirnforschung spricht man vom „zentralen Exekutiv-Netzwerk" (ZEN), an welchem der Präfrontalkortex maßgeblich beteiligt ist.

Im Ergebnis wird das ZEN durch regelmäßiges Üben von Pranayama (im klassischen Yoga = Energielenkung) gestärkt und die Vernetzungsrate im Gehirn nimmt zu. Das ZEN hat in der Folge einen stärkenden Einfluss auf Reflexe; sie können besser gehemmt werden. Aus dieser Perspektive kann man also behaupten: Durch das Üben von Pranayama wächst das ZEN weiter, wird also größer. Daher ist es auch wesentlich wirkungsvoller, wenn wir es durch Willenskraft zum Einsatz bringen.

1.4 Pranayama beruht auf Freiwilligkeit

Es gibt viele Warnhinweise und Vorurteile gegenüber Pranayama. So heißt es zum Beispiel, man dürfe nur unter Anleitung eines sehr erfahrenen Lehrers üben, sonst sei Pranayama gefährlich. Viele Yogalehrer verbreiten Panik und Schrecken und viele Schüler entwickeln große Ängste vor dem Atemanhalten. Solange nicht wirklich klar ist, was Pranayama bewirkt, gibt es genügend Raum, in dem Ängste und Spekulationen gedeihen können.

Doch was stimmt denn, jenseits aller Angst? Wir alle praktizieren Pranayama, auf ganz natürliche Weise im Alltag, meist unbewusst. Wären wir uns dessen bewusst, würde es vielen leichter fallen, sich in Pranayama zu üben, schließlich ist es in diesem Sinne lediglich eine Erweiterung der ganz natürlichen Atmung.

Pranayama als bewusste Atemtechnik ist ungefährlich, wir müssen nur vollkommen verstehen, auf welche Weise sie wirkt. Damit meine ich nicht, einen schematischen methodischen Ablauf zu kennen. Es kommt in erster Linie gar nicht auf „die richtige Methode" an, denn die Methode muss verbunden sein mit einer intrinsischen Motivation. Es muss meine aus eigenem Entschluss herbeigeführte Absicht sein, den Atem anzuhalten.

Pranayama ist kein *fremdbestimmtes* Üben. Ich halte also nicht meinen Atem an, weil jemand anders das sagt, und führe es durch, obwohl ich eigentlich gar nicht Pranayama üben will. In diesem Fall würde ich es wohl so empfinden, dass ich nicht flüchten kann bzw. dass ich nur aus dieser Situation herauskomme, wenn ich dem Befehl des Gegenübers folge.

	Die Ausführung, den Atem anzuhalten, beruht auf:	
	intrinsischer Motivation	extrinsischer Motivation
Grad der Selbstbestimmtheit	Die Intention, Pranayama zu üben, ist herbeigeführt durch meinen eigenen Entschluss, ist also völlig selbstbestimmt.	Ich übe, weil mein Gegenüber das so will. Ich selbst will es gar nicht.
Grad der Entschlussfreiheit	Ich darf es auch lassen, ohne negative Folgen.	Ich darf es nicht lassen. Wenn ich es lasse, dann hat das negative Folgen für mich.
Grad der Sicherheit der Umgebung	Umgebung ist sicher	Umgebung ist bedrohlich

Tabelle 1.1: Zwei gegensätzliche Motivationsformen, Pranayama zu üben

Erst durch eine „intrinsische Motivation“ bzw. Freiwilligkeit wird eine Übung zum Pranayama. Ist keine Freiwilligkeit gegeben und es herrschen Bedingungen wie unter „extrinsische Motivation“ beschrieben, handelt es sich nicht um Pranayama, sondern um Nötigung.

Nötigung, wie gerade beschrieben, führt bei einem Traumapatienten immer zur Retraumatisierung. Um eine intrinsische Motivation des Klienten zu erreichen, bedarf es aufseiten des Behandelnden einer fundierten Ausbildung. Der Klient muss die Wirkweise und Vorteile von Pranayama vollständig begriffen haben. Er muss aus diesen Gründen Pranayama üben *wollen*. Schauen wir uns das am Beispiel eines Schocktraumatisierten an.

Beispiel: Schocktraumatisierung

Einem Schocktrauma ist wesentlich, dass der Atem während der Schocksituation stehen bleibt. Der Betroffene verbindet Nicht-Atmen künftig immer mit dem Erleben der Schocksituation. Im Sinne einer klassischen Konditionierung besteht eine gelernte Reaktion auf das Nicht-Atmen.

Wenn Pranayama Nicht-Atmen ist, dann vermeidet ein solcher Patient dieses. Und die klinische Erfahrung zeigt, dass Klienten mit Schocktraumatisierung tatsächlich immer eine subtile Vermeidungsstrategie finden, um das Nicht-Atmen zu umgehen. Daher sind die zeitintensive Edukation und das vertraute Gespräch mit diesen Klienten wichtig, um eine intrinsische Motivation überhaupt erst aufbauen zu können.

Wenn also Yogalehrer davon sprechen, Pranayama sei gefährlich, dann fühlen sich Schocktraumatisierte in ihrer Vermeidung nur bestätigt. Schlimmer noch: Der Grad der Konditionierung zwischen Nicht-Atmen und der Bedrohung wird durch diese Dramatisierung weiter erhöht. Das bedeutet, dass „gefühlte Bedrohung“ und der Vorgang, „den Atem anzuhalten“, immer mehr aufeinander bezogen werden. Diese Tatsache erschwert später eine sinnvolle Konfrontation in der Psychotherapie.

Letztendlich ist nicht die Methode Pranayama selbst gefährlich, der entscheidende Faktor ist der Umgang mit ihr. Nicht-Atmen kommt nicht nur im Pranayama vor. Es findet auch unbewusst im ganz normalen Atemprozess statt und kann u. U. den Organismus jedes Mal in die Konfrontation mit dem Trauma führen.

1.5 Das natürliche Pranayama

Vor jeder großen Emotion entsteht eine natürliche Atempause. „Es verschlägt mir den Atem.“ So könnte jemand seine Reaktion beschreiben, wenn er eine erschütternde oder traurige Nachricht erhalten hat, beispielsweise vom Tod eines nahestehenden Menschen. Er muss weinen und für einen Moment steht tatsächlich sein Atem. Meist bleibt dies jedoch unbewusst, denn der Fokus liegt auf der Wahrnehmung der Nachricht.

Physiologisch passiert währenddessen Folgendes: Fasziales Gewebe zieht sich zusammen, vor allem in der Lunge. Das Lungenfell zieht sich zusammen. Weiteratmen würde jetzt die Faszien stören. Daher blockieren sie für uns unbemerkt den Atemprozess. Durch die fasziale Kontraktion des Lungenfells spüren wir den berühmten „Kloß im Hals“, denn das Lungenfell ist am Kehlkopf festgewachsen. Zieht es sich zusammen, spüren wir dieses Ziehen auch dort. Spätestens dann merken wir die

Auswirkung einer Verlusterfahrung oder einer anderen Emotion auch leiblich. In Sekundenschnelle interpretieren wir diese körperliche Auswirkung als Beweis für die Trauer bzw. die Schmerzhaftigkeit einer Erfahrung.

Damit sich diese Prozesse ungestört aufbauen können, brauchen Gewebe und Wahrnehmung Zeit. Jeder fließende Atemvorgang würde das Zusammenziehen des Gewebes unterbrechen, es käme gar nicht zu einer hinreichenden Auswirkung. Etwa zwei Sekunden Atempause sind nötig, damit eine Energielenkung stattfinden kann: Energie wird abgezogen von dem, mit dem wir zuvor beschäftigt waren, und sie wird umgelenkt auf eine körperlich-emotionale Reaktion, in unserem Beispiel auf die Trauer. Währenddessen steht der Atem, und ohne es zu wollen oder irgendetwas dafür zu tun sind wir in einem natürlichen Pranayama.

Energielenkung ist auch genau das, was Pranayama im Yoga leisten soll. Der Prozess der Traurigkeit bekommt hinreichend Energie, sodass er uns bewusst wird. Danach übersteigt die fasziale Spannung den Kehlkopf. Mithilfe der Hals- und Kaumuskulatur versuchen wir zunächst unbewusst, diese Energie unterhalb des Kopfes zu halten. Wird sie aber stärker, überwindet sie diese Muskelspannungs-Barriere und zieht über die Faszien des Gesichts nach oben zu den Tränendrüsen, welche sich augenblicklich zusammenziehen: Tränen fließen. Es kommt zur massiven Entladung von Energie durch Weinen. Die überschüssige Energie wird sozusagen ausgeweint. Danach fühlen wir uns erleichtert, weil wir nicht gewohnt sind, so viel Energie in uns aufzunehmen und zu halten.

Wir sehen an diesem Beispiel, dass Pranayama ein Bestandteil unseres Lebens ist. Auch am Beispiel des Gähnens zeigt sich das. Jedes Gähnen ist eine natürliche Atempause nach der Einatmung, auf die eine lang gezogene Ausatmung folgt, auf diese folgt wiederum eine Atempause. Warum aber müssen wir überhaupt gähnen? Mediziner sagen, es sei ein Sauerstoffmangel, der den Körper zwingt, so zu reagieren. Diese Auffassung möchte ich infrage stellen. Wenn wirklich Sauerstoffmangel die Ursache ist, warum dann die Atempausen? Das ergibt keinen Sinn, denn während einer Atempause können wir keinen Sauerstoff aufnehmen.

Der Grund für das Gähnen ist ein anderer und gerade die Atempause ist hier wesentlich. Für die Steuerung des Atems ist das Atemzentrum im Hirnstamm zuständig; es sorgt für genügend Sauerstoff im Blut. Registriert es eine zu hohe Konzentration von Kohlendioxid, reagiert es reflexhaft mit einem Atemantrieb.

Wir sind aber nicht nur vegetierende Wesen, die organismisch überleben wollen, sondern auch denkende und wahrnehmende Wesen. Dafür brauchen wir Energie im Präfrontalkortex, der Hirnregion hinter unserer Stirn. Ist alle Energie im reflexhaft reagierenden Atemzentrum gebunden, ist der Präfrontalkortex, der unsere Gegenwärtigkeit und Wachheit aufrechterhält, energetisch unterversorgt. Mit Energie ist hier schlicht und einfach die Aktivität der Nervenzellen gemeint, die sich in den jeweiligen Regionen befinden. Um nun die Aktivität im Präfrontalkortex zu steigern, muss es einen Arbeitsauftrag geben. Und ein solcher Arbeitsauftrag ist das Gähnen. Es hemmt vorübergehend die Tätigkeit des Atemzentrums und der Atem wird uns bewusst. Das Gähnen ist deutlich wahrnehmbar; entweder versucht die Person, die es verspürt, es zu unterdrücken oder sie intensiviert es bewusst. Im Unterschied zum unbewussten reflexartigen Atmen, welcher durch das Atemzentrum veranlasst wird, sind aber sowohl unterdrücktes als auch intensiviertes Gähnen voll bewusst.

Diese kurzfristige Hemmung der Tätigkeit des Atemzentrums regt den Präfrontalkortex an, mit dem Ergebnis, dass wir wieder wacher und gegenwärtiger sind und zum Beispiel einem eher langweiligen Vortrag besser folgen können. Oder aber wir sind zu Hause und entscheiden uns, schlafen zu gehen. Diese Entscheidung können wir jetzt bewusst treffen, weil die dazu nötige Mindestwachheit im Präfrontalkortex durch das Gähnen hergestellt wurde.

Es gibt noch ein Beispiel für natürliches Atemanhalten, bei dem Wachheit und Gegenwärtigkeit noch viel wichtiger sind. Immer wenn wir intensiv mit etwas beschäftigt sind, entsteht von selbst eine Atempause, damit wir uns besser auf die jeweiligen Inhalte konzentrieren können. Dieser Vorgang läuft fast vollkommen unbemerkt ab. Er wird nur in wenigen Augenblicken auf der sozialen Ebene bewusst. Wenn wir uns zum Beispiel auf der Autobahn für einen Unfall interessieren, dann schauen wir sehr intensiv hin, der Atem steht, wir sind vollkommen auf die Wahrnehmung dessen konzentriert, was dort wohl gerade passiert ist. Von außen betrachtet bieten wir in diesem Moment einen etwas seltsamen Anblick, der auch als „Gafferblick“ (weit aufgerissene Augen und offener Mund, was ein wenig dümmlich wirkt) bezeichnet wird.

Aber auch wenn wir Texte lesen oder uns bemühen, komplexe Zusammenhänge zu begreifen, steht unser Atem. Und jedes Mal ist es das gleiche Spiel. Im Interesse einer bestimmten Intention, eines bestimmten Vorhabens wird der Atemreflex unterbunden, um die Aktivitätsrate des Präfrontalkortexes zu steigern.

Der einzige prinzipielle Unterschied zwischen diesem natürlichen Pranayama und dem Pranayama im Yoga ist die bewusste, willentliche Energielenkung ohne konkreten Anlass in der äußeren Welt. Die Energielenkung wird somit von äußeren Vorgängen abgekoppelt und wir erzeugen stabile Zustände. Durch das Halten dieser Zustände fördern wir wiederum ein Nervensystem, das auch in der Lage ist, bestimmte Energiemengen bei uns halten zu können. In der Neurowissenschaft spricht man in diesem Zusammenhang von der *funktionellen Konnektivität* (Hölzel 2014). Diese entsteht dadurch, dass wir bewusst unangenehme emotionale oder affektive

Zustände in unserer Betrachtung halten. In den folgenden Abschnitten wird auf diesen Zusammenhang noch näher eingegangen. In Abbildung 1.1 ist der Ablauf der unbewussten Atempausen dargestellt. Der Begriff unbewusst ist in diesem Zusammenhang mit dem Begriff natürlich gleichzusetzen.

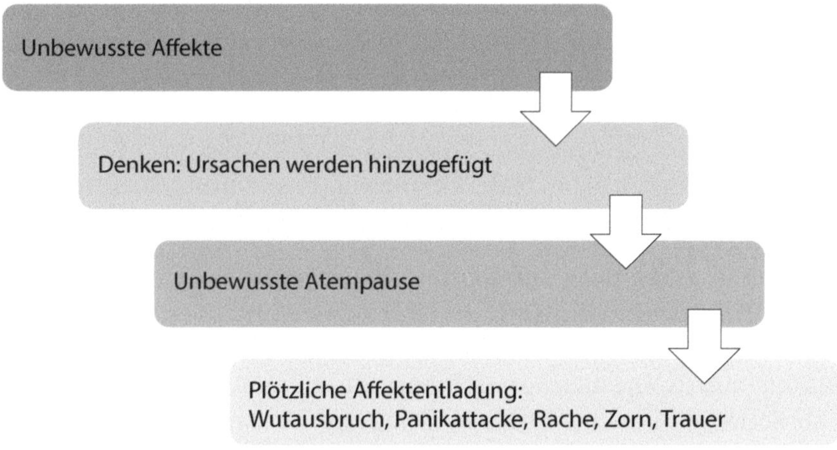

Abbildung 1.1: Unbewusste, natürliche Atempausen

1.6 Warum setzt man Pranayama therapeutisch ein?

Pranayama wird therapeutisch eingesetzt, um die Affekttoleranz zu steigern, denn diese ermöglicht die emotionale Stabilität des Klienten während der Konfrontation mit belastendem Material aus seinen Erinnerungen. Gegen Affekte im Sinne von unangenehmen Phänomenen aus dem Körper besteht gemeinhin eher eine Abneigung. Viele Menschen wollen Affekte gar nicht erst wahrnehmen oder halten sie für ein Anzeichen von Krankheitsprozessen: „Wenn ich nichts merke, dann ist auch alles gesund, aber wenn ich etwas wahrnehme, dann ist irgendetwas nicht in Ordnung." Daher haben wir es in der Therapie oft mit einer intensiven Vermeidung von Affekten zu tun. In der aktuellen Trauma-Forschung hingegen kristallisiert sich die Affekttoleranz als entscheidender Faktor in der Traumatherapie heraus. Ohne hinreichende Affekttoleranz ist die therapeutische Arbeit am Trauma fast unmöglich. Auch die Behandlungsleitlinien erwähnen mangelnde Affekttoleranz als Kontraindikation zur Bearbeitung von Traumata.

1.7 Was ist Affekttoleranz?

Zwei Inhalte machen im Wesentlichen Affekttoleranz aus:
1. eine ausgeprägte Wachheit bzw. Wahrnehmungsfähigkeit,
2. eine niedrige Erregung.

Eine ausgeprägte Wachheit bzw. Wahrnehmungsfähigkeit ist das Ergebnis einer guten Unterscheidung zwischen Denken und Wahrnehmen. Damit man das Denken vom Wahrnehmen besser unterscheiden kann, ist es notwendig, den Zustand der Wahrnehmung überhaupt erfahren zu können. Unmittelbar nach dem Ausführen von Pranayama befinden wir uns im Zustand der Wahrnehmung. Wenn wir diesen Zustand bewusst erleben, dann bildet sich im Gehirn ein neuronales Netzwerk, das diese Unterscheidungsfähigkeit leisten kann und sie unterstützt.

Um zwischen Wahrnehmung und Denken unterscheiden zu können, muss der Präfrontalkortex hinreichend aktiviert sein – durch Pranayama, also durch die intentionale Atemreflex-Hemmung. Durch Üben dieser Unterscheidung entsteht langfristig eine Befähigung, sie unabhängig von Pranayama zu erzeugen. Doch dafür müssen die dafür notwendigen Netzwerke stark genug trainiert werden.

Eng verknüpft mit der oben beschriebenen Unterscheidungskraft ist der Begriff Gewahrsein. Darunter ist eine besondere Form der Aufmerksamkeit zu verstehen, die aufpasst, was meine normale Aufmerksamkeit macht. Das Gewahrsein ist nicht auf Objekte oder Gedanken gerichtet, sondern achtet darauf, ob meine Aufmerksamkeit auf Objekt A oder auf Objekt B gerichtet ist.

In manchen Situationen ist es von großer Bedeutung, ob ich diese spezielle Aufmerksamkeit für die Aufmerksamkeit habe oder nicht; also eine Aufmerksamkeit, die aufpasst, was meine normale Aufmerksamkeit gerade macht. Soll ich auf der Autobahn mit einem konstanten Tempo von 100 km/h fahren, besteht die Gefahr, dass ich nach einiger Zeit müde werde und einschlafe. Ich muss lernen darauf aufzupassen, ob ich noch auf den Verkehr achte oder ob ich das bereits nicht mehr tue. Ich brauche also eine spezielle Aufmerksamkeit, die man bei potenzieller Gefahr haben muss, um von der eigentlichen Intention nicht abgelenkt zu werden. Und in unserer modernen Welt werden wir ständig dazu verleitet, von der eigentlichen Intention abzuweichen: im Supermarkt durch Sonderangebote, im Internet durch Werbeseiten oder durch Spam-Mails im Posteingang.

Wenn wir nach dem Pranayama zwischen Wahrnehmung und Denken unterscheiden, ist auch das eine Form von Gewahrsein. Dieser Vorgang ist ein wenig anspruchsvoller und wir benötigen deshalb eine deutliche Aktivierung des Präfrontalkortexes, um diese Unterscheidung leisten zu können. Diese spezielle Unterscheidungskraft wird später im Pratyahara benötigt, sie ist sogar die Voraussetzung dafür. In Kapitel 5 gehe ich ausführlicher auf diesen Punkt ein. An dieser Stelle sei nur erwähnt, dass die Leistung der Unterscheidungskraft zwischen Wahrnehmen und Denken durch Affekttoleranz erheblich verbessert wird.

Eine niedrige Erregung wird im Pranayama durch die Vorübungen bewirkt. Dazu gehören beispielsweise Kapalabhati, Jalandhara-Bandha oder Uddiyana-Bandha (siehe Kapitel 7). Die Steigerung der Affekttoleranz ist das Ergebnis einer gesteigerten Wahrnehmungsfähigkeit und einer abgesenkten Erregung. Beides sind notwendige Voraussetzungen für eine gute Affekttoleranz. Wenn beide Voraussetzungen erfüllt sind, braucht der Klient eine Bereitschaft zur Wahrnehmung von Affekten, die nach und nach durch Gespräche und gute Information hergestellt werden kann.

Konfrontation mit extrem starken Affekten

Nassim Taleb, Autor des Buches „Nichtfragilität" (Taleb 2014), führt einen neuen Begriff ein, um Systeme beschreiben zu können, die Krisen und Chaos überdauern: „Nichtfragilität". Darunter versteht er das Wachsen an und mit der Unordnung. Auf Traumatisierung übertragen heißt das: Konfrontation mit extrem starken Affekten.

Trotz starker Stimuli, die eventuell starke Affektreaktionen auslösen, führt diese Konfrontation zu menschlichem Wachstum. Die dadurch erzeugte vorübergehende Unordnung wird akzeptiert; ihr wird Raum gegeben und so wird diese Erfahrung auf eine Weise integriert, die den Menschen zum Wachstum anregt. Spätere Wiederholungen der gleichen Erfahrung führen dann nicht mehr zur gleichen Intensität der Unordnung.

Das Neue an Nassim Talebs Ansatz: Er ist offen für Ereignisse, deren Eintreten äußerst unwahrscheinlich ist. Im normalen Denken führt das Wissen, dass etwas sehr unwahrscheinlich ist, zu einer Ignoranz der Möglichkeit. Infolgedessen kann der Mensch sich auf solche Ereignisse nicht vorbereiten oder er vermeidet sie, wo immer es geht. Nichtfragiliät entsteht jedoch durch das Vorbereiten auf alle Möglichkeiten. Im Allgemeinen ist die Bereitschaft dazu sehr gering. Auch bei bereits traumatisierten Menschen ist die Vermeidung innerer Erfahrungen, die sich ähnlich oder gleich wie die erste Traumatisierung anfühlen, stark ausgeprägt.

1.8 Welche Voraussetzungen im engeren Sinne müssen erfüllt sein, um Pranayama einsetzen zu können?

Flache oder nur wenige Emotionen, das Gefühl von Sicherheit: Die Art und Weise des therapeutischen Einsatzes ist vom Zustand des Klienten abhängig. Nur im Zustand flacher Emotionen sollte Pranayama eingesetzt werden. Bei starken Emotionen hingegen ist davon abzuraten. Zuvor müssen die Emotionen durch andere therapeutische Strategien herunterreguliert werden, bis sich der Klient sicher fühlt.

Herzfrequenzvariabilität: Vor dem Pranayama sollten zur Herstellung der Herzfrequenzvariabilität Vorübungen eingesetzt werden, z. B. Kapalabhati.

Um die Herzfrequenzvariabilität zu unterstützen, sollte vor und während der Vorübungen Musik eingesetzt werden. Dazu wählt der Klient eine Musik, die auf ihn eine deutlich positive emotionale Wirkung hat. Im klassischen Yoga wurden an dieser Stelle Mantren eingesetzt, die dem Klienten in der Regel jedoch fremd sein dürften. Deshalb sollte darauf verzichtet werden.

Kapalabhati eignet sich besonders gut zur Herstellung der Herzfrequenzvariabilität, weil diese Atemform nahe an der Herzfrequenz ist. Nach und nach wird das Herz auf die gleiche Frequenz gebracht, die bei Kapalabhati durchgeführt wird. Wenn das Herz diese Anpassung an die Atemfrequenz vollzieht, hat es den Zustand der Herzfrequenzvariabilität erreicht. Der Übende spürt dann eine Erleichterung, sodass er ohne Mühe Kapalabhati unendlich weiter durchführen könnte. Die neuronalen und kardiovaskulären Prozesse, die sich dahinter verbergen, werden in den Kapiteln 7–9 dargestellt.

In diesem Zustand der Herzfrequenzvariabilität beeinflusst das Herz auf positive Weise den Hirnstamm über eine viszerale Feedbackschleife (Wiener 1956). Auch diese Prozesse werden in Kapitel 4 noch ausführlich beschrieben. Nach diesen Vorbereitungen ist der Klient in einem Zustand, in dem das Pranayama im Sinne von Atemanhalten durchgeführt werden kann

	Innere Situation	**Wirkung auf Hirnstamm**	**Wechselwirkung:**
Vorbereitung ohne Kapalabhati	Herz im Zustand ohne Herzfrequenzvariabilität	Ungünstig: Erstarrungsreflex oder Kampf-Flucht-Reflex	Dissoziation oder Panik
Vorbereitung mit Kapalabhati	Herz im Zustand mit Herzfrequenzvariabilität	Günstig: ventral-vagale Aktivierung	Steigerung der Wahrnehmung

Tabelle 1.2: Vorbereitung auf Pranayama mit und ohne Kapalabhati

Folgende Vorbedingungen zum Durchführen von Pranayama sind zu berücksichtigen:

1. ein sicherer Ort,
2. Vertrauen in der Beziehung Therapeut – Klient,
3. Information über die Wirkmechanismen,
4. Zustimmung durch den Übenden,
5. Erzeugung der Herzfrequenzvariabilität (Kapalabhati),
6. Sicherstellen, dass keine Gedanken auf traumatisierende Situationen oder Ereignisse hinzielen, sowie
7. Offenheit für Affekttoleranz.

Im Folgenden sollen diese Faktoren näher beleuchtet werden:

Die **Sicherheit des Ortes** ist die wichtigste Vorbedingung für Pranayama. Der Übende muss sich geschützt und sicher fühlen. Deshalb sollte der Therapeut den Klienten fragen, was er dafür braucht. Oft können Klienten sehr konkret sagen, was sie dazu benötigen.

Ein Beispiel ist die Position des Stuhls im Raum. Manche Klienten mögen lieber in der Nähe der Tür sitzen, um jederzeit wieder gehen zu können. Andere bevorzugen eine geschützte Ecke, um den Rücken frei zu haben. Die Klienten wissen in der Regel, was gut für sie ist, und diese Erfahrung sollte in das Setting mit einfließen.

Wenn in Anwesenheit eines Lehrers oder Therapeuten geübt wird, sollte zwischen Lehrendem und Übendem eine **vertrauensvolle Beziehung** bestehen, die auf Gegenseitigkeit beruht. Fehlt dieses Vertrauen, ist die Situation für den Klienten latent gefährlich und bei Gefahr sind Reflexzentren aktiviert. Je nachdem welche Lernerfahrungen der Klient gemacht hat, kann der Kampf-Flucht-Reflex oder der Erstarrungsreflex auftreten. Solche Reflexe sind beim Pranayama kontraindiziert, denn sie verhindern seine Wirkung.

Es sollte zudem sichergestellt sein, dass es beim Klienten überhaupt möglich ist, mithilfe von Pranayama den Erstarrungs- bzw. den Kampf-Flucht-Reflex zu hemmen. Ist das nicht ganz klar, der Übende zudem ängstlich voreingestellt und kommen noch bedrohliche Umgebungsfaktoren hinzu, kann es zu einer Verstärkung der Reflexe kommen. Für einen Klienten, der zum ersten Mal übt, ist eine sichere und entspannte Ausgangssituation besonders wichtig. Dazu gehört natürlich auch, dass der Lehrer oder Therapeut ihm auf verständliche Weise erklärt, was Pranayama ist und was es bewirken kann und soll.

Hieraus leitet sich eine weitere wichtige Vorbedingung ab: **Der Klient muss** nicht nur verstanden haben, was passiert; er muss auch **einverstanden sein**. Erst dann kann er ein Gefühl von Sicherheit entwickeln. Insbesondere seine Zustimmung zum Atemanhalten ist von Bedeutung. Er sollte nachvollziehen können, warum er den Atem gegen den Atemreflex anhalten soll und welchen Nutzen das in Bezug zu seinem Problem hat.

Die Erzeugung der Herzfrequenzvariabilität mithilfe von Kapalabhati, eine weitere Vorbedingung, wurde zu Beginn dieses Abschnitts bereits ausführlicher beschrieben.

Es ist außerdem sicherzustellen, dass keine Gedanken auf traumatisierende Situationen oder Ereignisse hinzielen. Um ganz sicher zu sein, dass der Geist frei ist, haben die Yogis in früheren Zeiten die Mantren eingeführt. Sie füllen den mentalen Raum dermaßen aus, dass für andere Gedanken kein Platz mehr ist. Zudem werden Mantren in den östlichen Traditionen sehr verehrt und wertgeschätzt. Dieser Umstand begünstigt eine Öffnung auf Herzebene. Für den Übenden ist es wichtig, dass er aus einer für ihn zuverlässigen und vertrauenswürdigen Quelle etwas über die Wirkungsweise von Mantren erfährt. Auch das trägt zu ihrer Wirkung bei.

Bei einem sehr entspannten und nicht problemfixierten Klienten müssen wir natürlich keine Mantren benutzen. Wir sollten ihn jedoch auf keinen Fall fragen: „Denken Sie gerade an eine schreckliche Situation?“ Wenn er es bis dahin nicht tat, wird er es jetzt bestimmt tun, wenn wir ihn so darauf stoßen. Gleiches gilt für die Anweisung: „Sie sollten auf keinen Fall an ein schlimmes Ereignis denken.“ In einer Gruppensituation ist es besser, mit Musik zu üben, die auf die Teilnehmer eine positive emotionale Wirkung hat, sodass die Herzöffnung begünstigt wird.

Eine weitere wichtige Voraussetzung, um Pranayama therapeutisch einzusetzen: Der Klient muss **offen sein für Affekttoleranz**. Doch wie kann man diese Offenheit herstellen? Hier sind Fragen hilfreich wie: „Haben Sie immer noch nicht genug von dem ewigen Weglaufen und Vermeiden?“ „Wollen Sie nicht endlich einmal in Ihrem Körper wie in einem sicheren Zuhause ankommen?“ Hieraus können sich ein klärendes Gespräch ergeben und Möglichkeiten, die Wirkungsweise, den Nutzen und die Vorzüge von Pranayama zu erörtern.

Dieser Abschnitt zeigt: Es sind einige Vorbedingungen zu erfüllen, bevor man therapeutisch mit Pranayama arbeiten kann. Aber die Mühe lohnt sich.

Steven Porges, die Polyvagaltheorie und das Pranayama

Steven Porges, der Begründer der Polyvagaltheorie (siehe auch Kapitel 2), beschreibt zwei Grundvoraussetzungen, die erfüllt sein müssen, damit traumatisierte Personen einen Weg aus der Traumatisierung finden können:

1. eine sichere Umgebung,
2. Herzfrequenzvariablilität.

Auf Pranayama übertragen finden wir hier zwei der in Abschnitt 1.6 beschriebenen Schritte wieder:

1. Eine vertraute Beziehung zwischen Lehrer und Schüler (Upanisad: vertrautes Beieinandersitzen) beziehungsweise Therapeut und Klient.
2. Dass Übungen durchgeführt werden, welche die Herzfrequenzvariabilität herstellen, wie z. B. Kapalabhati.

Beide Grundvoraussetzungen müssen erfüllt sein, bevor das klassische Pranayama im Sinne von Atemanhalten durchgeführt werden darf, sonst sind die Grundvoraussetzungen von Steven Porges nicht erfüllt. Diese Grundvoraussetzungen finden sich im Übrigen auch in der Yogaliteratur wieder.

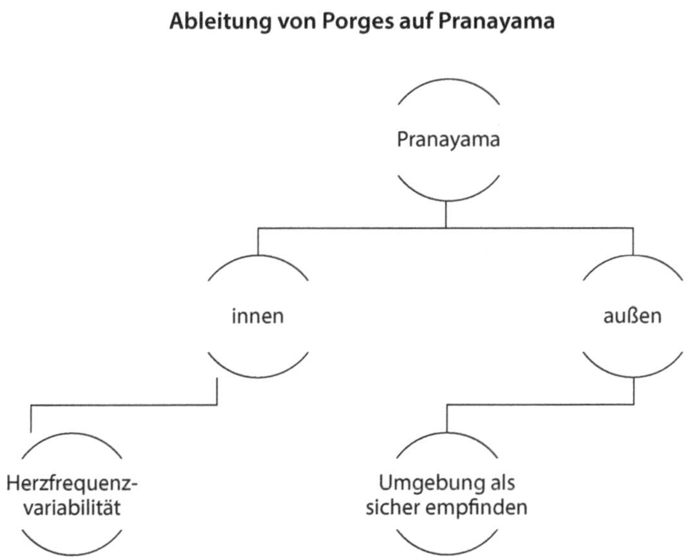

Abbildung 1.2: Die Ableitung der Polyvagaltheorie auf Pranayama

1.9 Von der Intention zur Präsenz

Wenn man die Absicht hat, nicht atmen zu wollen, und wenn dies im Vertrauen geschieht, dass man nichts falsch macht, dann sind die wichtigsten Voraussetzungen erfüllt und die betreffende Person kann Pranayama üben.

Nach Anhalten des Atems setzt nach einer gewissen Zeit der Atemreflex des Körpers ein, der erreichen will, dass ich wieder atme. Wenn ich an diesem Punkt trotzdem weiterhin den Atem zurückhalte, funktioniert das nur mit Willenskraft, also mit einer Intention. Diese Intention wird im Präfrontalkortex gebildet. Sie richtet sich nicht nach außen in die Welt, um dort ein Ziel zu erreichen, sondern nach innen, um dort nicht zu atmen. Das lokalisierbare Ziel der Intention, nicht atmen zu wollen, sind die Reflexzentren im Atemzentrum des Hirnstamms. Dort wird der Atemreflex gebildet, der nun von der Intention des Präfrontalkortexes gehemmt wird.

Wir sprechen deshalb von der „intentionalen Atemreflex-Hemmung". Die Absicht hemmt den Atemreflex – und zwar nur so lange, wie ich als Übender entscheide, diese Hemmung aufrechtzuerhalten. Sobald ich damit aufhöre, lasse ich den Atemreflex zu und ich atme. Während des willentlichen Atemanhaltens aber passiert etwas im Präfrontalkortex: In den Nervenzellen muss elektrische Aktivität entstehen, um den wachsenden Atemreflex aus dem Atemzentrum hemmen zu können. Beide Bereiche, Präfrontalkortex und Atemzentrum, konkurrieren also miteinander.

Durch Pranayama wird bekanntlich Energie (Prana) im Körper gelenkt. Damit sie in die richtige Richtung gelenkt werden kann, müssen wir für uns klären, von wo nach wo sie „wandern" soll. Ohne Pranayama befindet sie sich in den Reflexzentren des Nervensystems, vornehmlich im sympathischen Nervensystem und im Erstarrungsnerv-System.

Pranayama zielt auf den Präfrontalkortex ab. Hier muss nach neuester neuronaler Forschung (Hölzel 2014) allerdings ergänzt werden: Das Ziel des Pranayama sind bestimmte Netzwerke, die derzeit auch in der Achtsamkeitsforschung untersucht werden. Diese sind das „zentrale Exekutiv-Netzwerk (ZEN)" und das „Ruhe-Netzwerk". Durch Achtsamkeitsübungen werden beide zu einem neuen größeren Netzwerk integriert.

Wie aber kommt das Prana von den Reflexzentren zum Präfrontalkortex? Die Antwort darauf finden wir in einem alten Grundsatz, der im Yoga bis heute gilt: „Energie folgt der Wahrnehmung." Wenn also im Zentrum der Wahrnehmung steht: „Ich will nicht atmen!", dann bilden wir diesen Befehl im Präfrontalkortex beziehungsweise im „zentralen Exekutiv-Netzwerk (ZEN)". Dadurch sind diese Zentren hoch aktiv und steigern ihre Aktivität im Laufe der Übung. Je stärker der Reflex zum Atmen versucht, sich dem Befehl „Ich will nicht atmen!“ entgegenzustellen, desto stärker wird die Intention, „nicht atmen zu wollen“. Es entsteht nun eine interessante neurologische Situation: Wer hemmt am Ende wen, also wer setzt sich durch? Je länger der Wille da ist, nicht atmen zu wollen, desto größer wird auch die neuronale Aktivität im Präfrontalkortex. Immer mehr Neuronen werden „rekrutiert“, um an der Hemmung des Atemzentrums mitzuwirken.

Je aktiver der Präfrontalkortex wird, desto mehr steigern sich alle Funktionen, die er ansonsten noch ausüben kann, insbesondere Wachheit und Wahrnehmung. Im Yoga nennen wir das Präsenz. Die Präsenz wird also erheblich gesteigert.

Das **sympathische Nervensystem** aktiviert unser Kampf-Flucht-Verhalten. Je stärker es aktiviert ist, desto mehr steigen Herzrate, Blutdruck, Muskelkraft und externe Wahrnehmung, z. B. Sehen und Hören. Die Verdauung hingegen wird heruntergefahren. Der Parasympathikus ist der Gegenspieler des Sympathikus und regelt die Verdauung nach oben, während er die Herzrate, den Blutdruck und die Muskelkraft herunterregelt. Er wird auch Organbremse genannt.

1.10 Die langfristige Wirkung von Pranayama

Neurologen sagen, höhere Hirnzentren hemmen niedrigere Hirnzentren in ihrer Aktivität. Dieser Satz ist richtig, doch aus der Sicht des Yoga muss noch eine kleine Differenzierung hinzukommen: Je stärker höhere Hirnzentren aktiviert sind, desto mehr können sie die niedrigeren Hirnzentren hemmen.

Das hat zum einen eine Auswirkung auf die aktuelle Situation, während man Pranayama übt. Zum anderen hat es aber auch eine langfristige Auswirkung auf die Architektur des Gehirns. Durch das regelmäßige Üben von Pranayama vermehren sich die synaptischen Verbindungen zwischen dem limbischen System, den Reflexzentren, der Amygdala und dem Präfrontalkortex. Das heißt konkret: Es entsteht eine höhere Verbindungsrate zwischen diesen Strukturen. Die Neurologen sprechen von einer Steigerung der Konnektivität. Da diese Konnektivität sinnvolle Funktionen unterstützt, sprechen sie auch von „funktionaler Konnektivität“.

Die höhere Verbindungsrate im Gehirn steigert auch die Resilienz erheblich. Ein stärker vernetztes Gehirn kann stärkere Emotionen und Affekte aushalten, ohne sofort in die entsprechenden Überlebensreflexe wie Kampf-Flucht oder Erstarrung gehen zu müssen. Die hier angesprochene funktionelle Konnektivität greife ich in Kapitel 4 (Der Pranayama-Effekt) noch einmal auf und stelle sie differenzierter dar.

1.11 Pranayama: pro und contra

Das Anhalten des Atems kann ab einem bestimmten Grad gefährlich werden und insofern kann auch Pranayama gefährlich sein. Das gilt besonders dann, wenn es zur Erreichung anderer Ziele missbraucht wird, wie zum Beispiel im Apnoetauchen, wo es darum geht, immer länger die Luft anhalten zu können, um damit berühmt zu werden oder Wettkämpfe zu gewinnen. Hier wird also der Atemreflex gehemmt, um äußere Ziele zu erreichen.

Im Yoga ist das Ziel von Pranayama aber die Steigerung der Affekttoleranz, damit in dem Folgeprozess, dem Pratyahara (= Schau nach innen, siehe Kapitel 5) eine möglichst hohe Toleranz gegenüber den Affekten besteht, die dort wahrgenommen werden können. Das typische am Pranayama ist, dass trotz eines immer tiefer gehenden Abbaus von Erregung, Wahrnehmung und Aufmerksamkeit gesteigert werden können. Pranayama ist also die Voraussetzung von Achtsamkeit, die anschließend im Pratyahara notwendig werden wird.

Affekttoleranz kann auf mehreren Ebenen beschrieben werden. Auf der körperlichen Beschreibungsebene ist sie 1) Erregung, 2) Wahrnehmung und 3) die Nerven. Auf der Ebene der Erregung fällt auf, dass durch Affekttoleranz ein körperlicher Zustand erreicht wird, bei dem bestimmte Bereiche des Körpers wenig Erregung aufweisen. Diese Bereiche sind insbesondere das Herz-Kreislauf-System, der Magen-Darm-Trakt und die Bewegungsmuskulatur. Konkret bedeutet das: geringe Herzfrequenz, normaler bis geringer Blutdruck, mittlere Gefäßweitung, gute Kapillarweitung im Körpergewebe und auch in der Lunge, guter venöser Rückstrom, kleiner Gefäßwiderstand, geringe Peristaltik, wenig Magensäurebildung, geringer Muskeltonus, gute periphere Durchblutung, günstige Wärmeverteilung im Körper.

Obwohl der Körper so gering erregt ist, sind die Vigilanz und damit die Wahrnehmung gesteigert. Normalerweise erhalten wir eine Wahrnehmungssteigerung nur, indem wir eine gesteigerte Erregung in Kauf nehmen. In der Psychologie wird das mit einer Kurve in Form eines umgekehrten U-förmigen Verhältnisses zwischen Leistung und Erregung gut beschrieben. Aus dieser Kurve ergibt sich, dass wir bei geringer Erregung wenig Leistung (siehe Abbildung 4.9, Seite 101) vollbringen. Wenn unsere Erregung ansteigt, vollbringen wir mehr Leistung, und erst bei noch weiterer Erregungssteigerung nimmt die Leistung wieder ab.

Nach der Durchführung von Pranayama muss diese Kurve anders beschrieben werden. Bei Affekttoleranz liegt eine hohe Wahrnehmungsleistung vor bei einer gleichzeitig geringen Erregung. Hier werden die Aktivitäten zwischen peripherem und zentralem Nervensystem offenbar zugunsten des Präfrontalkortexes gezielt anders verteilt. Die Nerven sind mal mehr, mal weniger miteinander verbunden; diese Rate der Verbindung nennen die Neurologen „funktionelle Konnektivität" (s. o.). Mittels Pranayama (und mittels Pratyahara) erhöhen wir die funktionelle Konnektivität erheblich, was Konsequenzen für unsere Entscheidungsfreiheit hat. Durch Affekttoleranz besteht jederzeit die Wahl zwischen Reagieren oder Weiterbeobachten.

Affekttoleranz und Akzeptanz

Viele Yogaübende und viele Meditierende neigen dazu, eine akzeptierende und tolerierende Betrachtungsweise einzunehmen. Mithilfe der Fähigkeit der Affekttoleranz können wir jedoch besser in die Position des Beobachters gehen. Die neuronale Konnektivität nimmt infolge der Affekttoleranz zu und ermöglicht, zwischen beiden Reaktionsweisen frei zu wählen: zwischen Akzeptanz und Nicht-Akzeptanz.

Unser Gehirn verfügt also potenziell über die Möglichkeit, so oder so zu reagieren zu können. Die entscheidende Variable, die zur Entscheidungsfindung beiträgt, ist hier die Vernunft – also dasjenige, was langfristig als sinnvoll erscheint.

In Yogakreisen wundert man sich oft darüber, dass ein Yogi einen Schüler, der zu spät zum Unterricht kommt, ausschimpft und ihn ermahnt, das nächste Mal pünktlich zu kommen, und kurz darauf seine Reaktionsweise ändert und liebevoll und freundlich seinen Schülern zugewandt in seinem Text fortfährt. Swami Rama gehörte zu denjenigen, die diesen Wechsel von liebevoll-akzeptierend hin zu direktiv-ärgerlich und wieder zurück zu liebevoll-akzeptierend meisterlich beherrschten.

In der Katha-Upanisad ist Yoga als der Zustand definiert, in dem der Atem zur Ruhe gekommen ist und das Herz voller Frieden ist. Auf die Affekttoleranz bezogen bedeutet das:

1. Die Auslösungsschwellen für Reflexe, allen voran der Atemreflex, sind weit heraufgefahren. Der Atemreflex setzt also hochschwellig ein und nicht niederschwellig, wie etwa bei einer Angststörung.
2. Es besteht eine tiefe neuronale Verbundenheit mit dem Körper, sodass man sogar das Herz fühlt, das sich eigentlich völlig autonom steuert und deswegen meistens wenig bis gar nicht fühlbar ist. Wenn in der Katha-Upanisad von Frieden die Rede ist, dann bezieht sich dies auf das Ergebnis einer langen tiefen Betrachtung des Herzens, aus dem heraus natürlich erst einmal alle Ängste, Sorgen und Nöte, später alle Traurigkeit und Verlusterfahrung, aber auch alle Wünsche zunächst wahrgenommen worden sind, bis sie sich erfüllt oder aufgelöst haben. Am Ende bleibt Frieden als alleinige Empfindung übrig. Der Weg dorthin ist die Verbindung des Bewusstseins mit dem Körper, in diesem Falle mit dem Herzen. Anders ausgedrückt: die Verbindung, die sich durch langes beharrliches Wahrnehmen der verschiedenen emotionalen Schichten und Verletzungen des Herzens aufbaut, wodurch sich ganz nebenbei und von alleine eine funktionelle Konnektivität aufbaut, die uns tief liegende Empfindungen spüren lässt.

Wir sehen hier, dass die Katha-Upanisad eine zutiefst körperorientierte Sicht auf Yoga ist, während Patanjali eher die rein geistige Sichtweise bevorzugt, wenn er sagt, dass Yoga das

Ruhen der Bewegung im Bewusstsein sein soll. Diese Definition ist völlig abgelöst vom Körper und – wie im Vedanta üblich – weit weg von einer körperlichen Betrachtungsweise; der Körper wird eher als vergänglich und daher als weniger wichtig betrachtet.

Soweit zu den Faktoren, die für Pranayama sprechen. Die Kontraindikationen können wie folgt beschrieben werden: Es gibt medizinische Kontraindikationen, die sich vor allem auf das Körpergewebe beziehen, das beim Üben von Pranayama belastet wird. Dazu gehört alles Gewebe, das am Atem beteiligt ist; dazu gehören auch das Trommelfell und das Herz. In all diesen Bereichen sollten keine Entzündung, keine Atrophie und keine Gewebsperfusion bestehen. Daraus ergeben sich folgende konkrete Kontraindikationen:

	Entzündung des Gewebes	**Perfusion des Gewebes**	**Atrophie des Gewebes**	**Rezente Operationen an diesem Gewebe**
Herzbeutel	X	X	X	X
Herzmuskel	X	X	X	X
Lungenfell	X	X	X	X
Rippenfell	X	X	X	X
Zwerchfell	X	X	X	X
Trommelfell	X	X	X	X

Tabelle 1.3: Kontraindikationen für Pranayama. Die Kontraindikationen ergeben sich aus der Kombination der in der Tabelle dargestellten Körperregionen (Spalte 1) und den Gewebsschädigungen (Zeile 1)

1.12 Pranayama: Ablauf und Übersicht

In Abbildung 1.3 ist ein Prozessablauf für Pranayama dargestellt. Er bezieht sich auf das Zeitfenster während des klassischen Pranayama, im Yoga Kumbhaka genannt. Das Kumbhaka findet während der Atempause statt, also dann, wenn es keine Lungenventilation durch Atmung gibt.

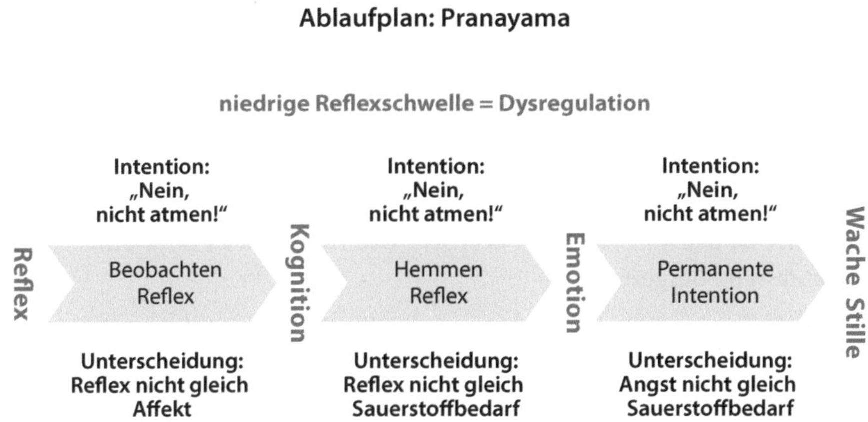

Abbildung 1.3: Prozessablauf für Pranayama

In der Darstellung zum Prozessablauf soll gezeigt werden, dass es durch das Üben von Pranayama zur Unterscheidung verschiedener Teilprozesse kommen sollte. Zunächst lernt man zu unterscheiden zwischen dem Atemreflex und anderen Affekten im Körper. Ein typischer Affekt wird ausgelöst durch die Körperhaltung, die man im Pranayama einnimmt. Dabei kommt es zum Druckempfinden im Hals, was ein Affekt ist. Dieser Affekt ist nicht identisch mit dem Atemreflex, der Wirkung auf die Atemmuskulatur hat.

Dann lernt man zu unterscheiden zwischen der Kognition „Ich brauche Atem" und dem Atemreflex. Der Atemreflex ist ein körperlicher Reflex, dessen Auslöseschwelle je nach Zustand variabel ist. Die Kognition „Ich brauche Atem" ist eine gelernte Reaktion auf den Atemreflex. Weiterhin lernt man zu unterscheiden zwischen Emotion und Kognition. Die Emotion „Angst" ist ebenfalls eine gelernte Reaktion auf den Atemreflex und lässt durch fortschreitendes Üben immer mehr nach.

Die Auslöseschwelle für den Atemreflex, wie er sich im Hirnstamm durch das bisher übliche Atemverhalten etabliert hat, bezeichnet man auch als Atemantwortkurve. Diese lässt sich verschieben (siehe Abbildung 4.1, S. 91). Durch das regelmäßige

Üben von Atempausen, wie es zum Beispiel beim Apnoetauchen, aber auch beim Pranayama geschieht, kann man die Auslöseschwelle heraufsetzen (die Kurve nach rechts verschieben). Die Schwelle wird herabgesetzt (die Kurve nach links verschoben), wenn das Atemverhalten wie beim hyperventilatorischen Paniktyp (Panikattacken F 41.0 nach ICD-10) häufig niederschwellig einsetzt.

Ich bin bereits darauf eingegangen, dass das Atemzentrum seine Reflexschwelle von der Kohlendioxidkonzentration im Blut abhängig macht. Im Pranayama wird geübt, Reflex, Affekt und Emotion von dem tatsächlichen Kohlendioxidgehalt des Blutes zu unterscheiden. Natürlich hat man keine konkreten Kohlendioxidwerte vor Augen, sondern man konfrontiert sich eine Zeit lang mit der Auslösung des Atemreflexes und der Angst, keine Luft zu bekommen. Dabei kann man die Erfahrung machen, dass die Ängste und Bedenken nicht angemessen waren, denn der Körper hatte keinen oder keinen nennenswerten Nachholbedarf an Sauerstoff.

In Tabelle 1.4 ist der im Bisherigen beschriebene Ablauf des Pranayama-Prozesses zusammenfassend dargestellt.

Ablaufplan Pranayama	
1.	Vorbereitung zur Erzeugung der Herzfrequenzvariabilität
2.	Tiefes Einatmen und Anhalten der Atemluft, je nach Fähigkeit des Übenden
3.	Wahrnehmen des Atemreflexes und Gegenhalten
4.	Bewusst einige Sekunden über den Atemreflex hinaus mit Willenskraft den Atem anhalten
5.	Zurückkommen mit dem Ausatmen, warten, bis sich der Atem normalisiert, und – bezogen auf Wachheit und Erregung – die Nachwirkung beobachten.

Tabelle 1.4: Von der Vorbereitung bis zum Nachspüren: der Gesamtablauf

2. Wie wirken Affekte und Reflexe auf Traumatisierung?

2.1 Was passiert bei einem Trauma?

Es gibt bereits sehr viele gute Bücher über Traumatisierung, Beschreibungen darüber, woran sie zu erkennen ist und wie sie diagnostisch festgestellt werden kann, wie zum Beispiel bei Michaela Huber (2012). In diesem Buch sollen die traumarelevanten Anteile dargestellt werden, die im direkten Zusammenhang mit dem Pranayama-Effekt stehen. Vor allem soll dargestellt werden, wie es zur Überlastung des Gehirns durch Aktivierung des Traumas kommen kann und wie dieser Vorgang sich durch den Pranayama-Effekt abmildern oder sogar verhindern lässt.

In Abbildung 2.1 sind die drei Phasen dargestellt, durch die der Betroffene während seiner Traumatisierung geht. Zunächst versucht er, mithilfe von Sprache und Kommunikation eine Gefahr oder Bedrohung abzuwenden. Wenn das nicht gelingt, versucht er, durch Kampf oder Flucht die Bedrohung zu kontrollieren. Erst wenn auch das nicht gelingt, gleitet er über die Hilflosigkeit – bedingt durch die wahrgenommene Unmöglichkeit, die Gefahr abzuwenden – in die Erstarrung.

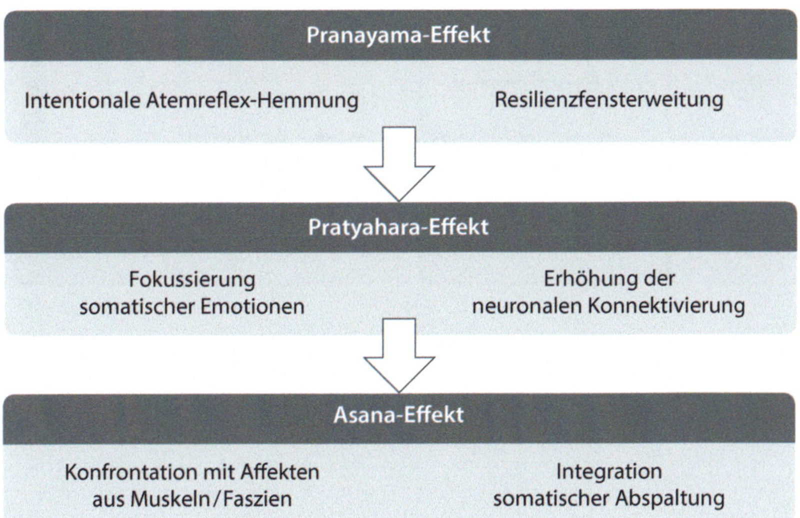

Abbildung 2.1: Wie entsteht ein Trauma?

Ein bedeutsamer Aspekt in der Beschreibung von Trauma ist die Überflutung des Gehirns. Der Begriff Überflutung hat einen dramatischen Unterton, der, bezogen auf das Erleben eines Traumas, jedoch gerechtfertigt ist. Etwas sachlicher ausgedrückt kann man auch von einer Überlastung bestimmter Hirnareale sprechen. Welche genau an der Überbelastung beteiligt sind, geht aus Abbildung 2.2 hervor. Ausgehend von der Amygdala, bei der durch Traumatisierung die Reizauslöseschwelle gesenkt wurde, steigen die Signale weiter auf zu den Regionen Thalamus, Hypothalamus und dem zentralen Höhlengrau. Kommt es gleichzeitig im Blut zu einer Hypoxie (Sauerstoffsenkung), hervorgerufen durch reduzierten oder angehaltenen Atem, dann findet eine Signal-Überschwemmung (Huber 2012, S. 48) des Kortexes statt.

Was dann passiert, entscheidet sich je nachdem, ob der Hypothalamus oder das zentrale Höhlengrau stärker aktiviert werden. Über den Hypothalamus kommt es zu einer Aktivierung des Sympathikus und damit zur Aktivierung des Kampf-Flucht-Reflexes. Über die Aktivierung des zentralen Höhlengraus (Porges 2010) kommt es zur Aktivierung des Erstarrungsreflexes und damit zu Dissoziationssymptomen.

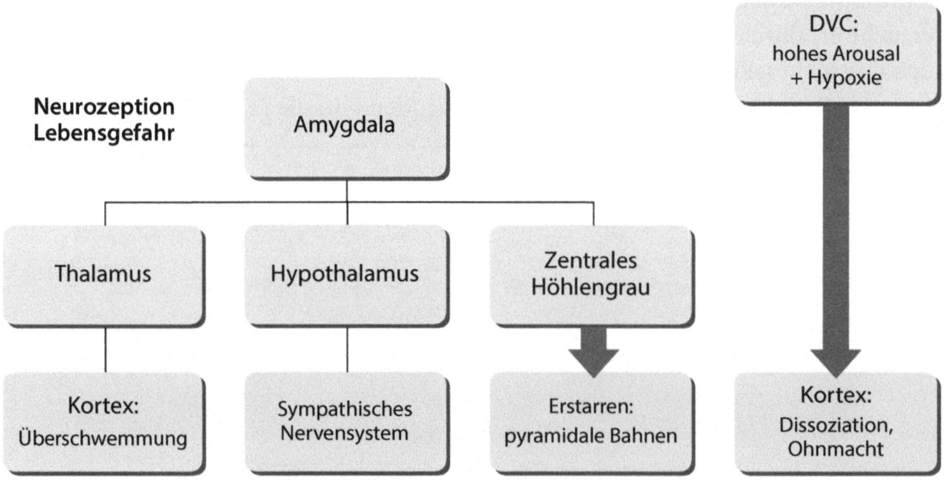

Abbildung 2.2: Überlastung von Hirnarealen und die Folgen

2.2 Das Dilemma der Traumatherapie: der neuronale Pendeleffekt

In der Psychotraumatherapie gibt es eine besondere Schwierigkeit. Das ist der Pendeleffekt zwischen dem Kampf-Flucht-Reflex auf der einen und dem Erstarrungsreflex auf der anderen Seite. Nimmt durch eine Konfrontation in der Therapie beim Klienten die Erregung stark zu, was häufig der Fall ist, wird mit Interventionen gearbeitet, welche die Erregung wieder senken sollen. Dabei führt häufig die Erregungssenkung den Klienten nicht in eine mittlere Aktivierung zurück, sondern das Nervensystem pendelt in den Erstarrungsreflex. Auch umgekehrt pendelt oft ein Klient, der zu sehr in die Erstarrung geht, durch Interventionen, die ihn aktivieren sollen, zu schnell in die Übererregung hinein und zeigt Kampf-Flucht-Reflexe. Das ganze Nervensystem weist nicht genug Resilienz auf, um mit diesen Schwankungen robust umgehen zu können.

In Abbildung 2.3 wird das eingeschränkte Resilienzfenster sichtbar gemacht. Es reicht von den Werten 4 (Auslöseschwelle nach Trauma DVC) bis 7 (Auslöseschwelle nach Trauma Sym.) auf der vertikalen Achse. Das robuste Resilienzfenster reicht vom Wert 3 (robuste Auslöseschwelle DVC) bis zum Wert 8 (robuste Auslöseschwelle Sym.). Der Graph, der von 5 auf 9 steigt (Zustand ZNS) und von dort auf 2 sinkt, zeigt den Pendeleffekt. Im oberen Bereich befindet sich die Auslösung des Kampf-Flucht-Reflexes, im unteren Bereich die Auslösung des Erstarrungsreflexes (dorsal-vagale-Aktivierung). Im mittleren Bereich (zwischen 5 und 6 auf der vertikalen Achse) befindet sich der Bereich der ventral-vagalen Aktivierung, innerhalb dessen die normale Wahrnehmungs- und Denkfähigkeit besteht (zur Vertiefung der Begriffe dorsal-vagaler-Complex [DVC] und ventral-vagaler-Complex [VVC] siehe Seiten 49 ff. in diesem Kapitel).

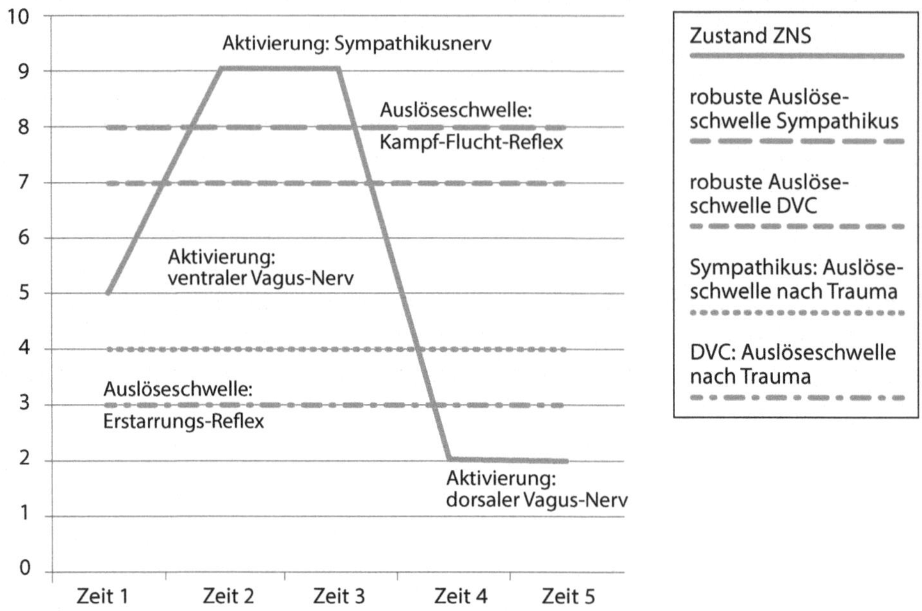

Abbildung 2.3: Der Pendeleffekt

Das zweite Problem in der Psychotraumatherapie besteht in der geringen Robustheit der Ankertechniken, welche im Gegensatz zum Pranayama-Effekt von kognitiven Ressourcen abhängig sind. Letztere sind abhängig vom Zustand des Gehirns. Im Fall einer Überflutung mit Reizen kann es seine kognitiven Ressourcen oft nicht mehr nutzen. Daher sollten robustere Verfahren gefunden werden, die vom Zustand des Gehirns weniger abhängig sind. Mehr zum Vergleich zwischen Pranayama-Effekt und Ankertechniken finden Sie in Abschnitt 2.8.

2.3 Die Polyvagaltheorie nach Steven Porges

2.3.1 *Die zwei Vagusnerven*

Steven Porges stellt in seiner Polyvagaltheorie dar, dass sich der Vagusnerv, ausgehend vom Hirnstamm, in zwei unterschiedliche Zweige aufteilt. Der eine ist der entwicklungsgeschichtlich ältere Zweig, welcher *dorsaler Vagusnerv* genannt wird. Der entwicklungsgeschichtlich neuere Zweig wird *ventraler Vagusnerv* genannt. Beide haben unterschiedliche Funktionen. Der dorsale Vagusnerv hat eher die Funktion der Organbremse und sorgt u. a. für eine Herzfrequenzreduktion. Der ventrale Vagusnerv hat eher die Funktion der Aktivierung von Wahrnehmungs- und Denkfähigkeit in höheren Hirnstrukturen. In Abbildung 2.4 ist die alte Aufteilung des Nervensystems in Sympathikus und Parasympathikus bzw. Vagus dargestellt und im weiteren Verlauf die durch Steven Porges vorgenommene Differenzierung.

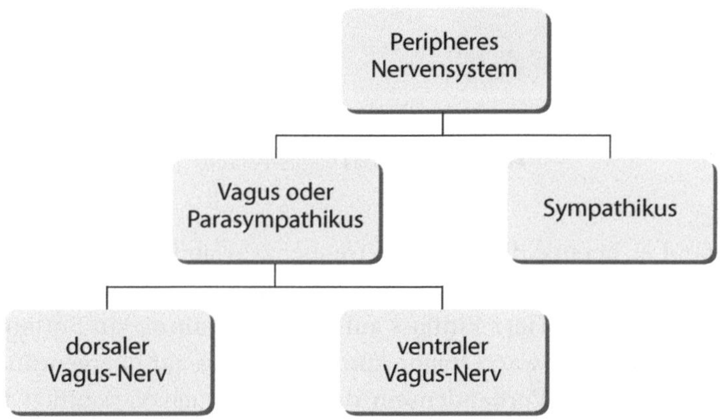

Abbildung 2.4: Die Aufteilung des Nervensystems mit der weiteren Differenzierung von Porges

2.3.2 *Das Vagus-Paradox*

In seiner Forschung kam Steven Porges nicht sofort zu dem Ergebnis, dass es zwei Vagusnerven gibt. Zunächst einmal fand er heraus, dass die Aktivierung des Vagusnervs gesundheitsförderlich ist. Weil eine Aktivierung der Organbremse (Vagusnerv oder Parasympathikus) die Herzfrequenz und damit den Blutdruck senkt, kann das Bluthochdruckrisiko bei Erwachsenen auf diese Weise erheblich reduziert werden.

Folglich galt der Vagusnerv als der gesundhaltende Nerv. Doch dann wurde erkannt, dass die Vagusaktivierung bei Neugeborenen zur Bradykardie und damit oft zum Tod führt.

Porges stand nun vor einer paradoxen Situation: Bei Erwachsenen führt eine Vagusaktivierung zur Gesundheit, bei Neugeborenen führt sie zum Tod.

Wirkung eines hohen Vagus-Tonus:

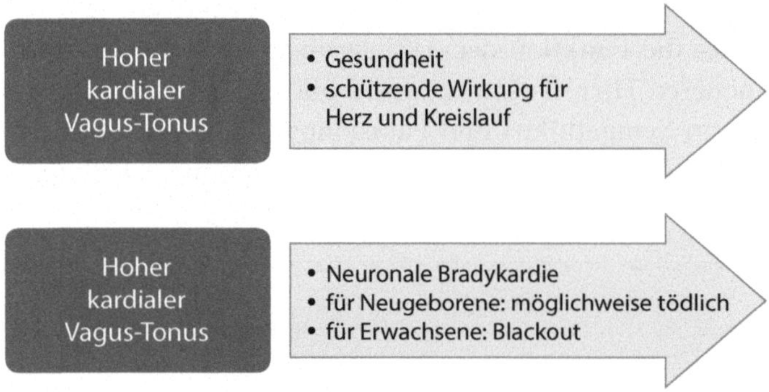

Abbildung 2.5: Das Vagus-Paradox

Erst später fand er heraus, dass die Herzfrequenzvariabilität einen entscheidenden Einfluss auf die Auswirkungen der Vagusaktivierung hat. Bei vorhandener Herzfrequenzvariabilität hat das Herz Einfluss auf den Hirnstamm; ein Bottom-up-Effekt, der schon länger bekannt war: Organe können Einfluss auf übergeordnete Nervenstrukturen nehmen. Bei Vorhandensein der Herzfrequenzvariabilität fand Porges keine Aktivierung des dorsal-vagalen Komplexes (DVC)[1].

Nach längerer Suche in den anatomischen Strukturen des Hirnstammes fand er einen neuen aufsteigenden Zweig, der im Nucleus Ambiguus (NA) entspringt, den ventralen Vagus-Komplex (VVC), der ventral zu höheren Hirnstrukturen emporsteigt. Seine Funktion ist die Steigerung der Wahrnehmung und des Denkens. Der (schon länger bekannte) dorsale Vagus-Komplex entspringt im dorsal-motorischen-Nukleus (DMNX).

---

1 Im Englischen *dorsal vagal complex;* daher die Abkürzung DVC. Entsprechend gilt *ventral vagal complex* = VVC.

Das Vagus-Paradox war somit gelöst und Porges entwickelte die Polyvagaltheorie. In Abbildung 2.6 wird das noch einmal verdeutlicht.

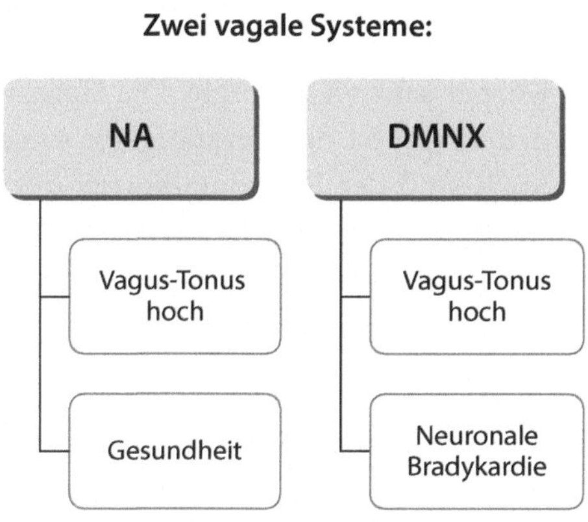

Abbildung 2.6: Die Lösung des Vagus-Paradoxes (Porges 2010, S. 55)

Auch das Resilienzfenster (siehe Abschnitt 2.2) lässt sich mit Blick auf die jeweils beteiligten Hirnstrukturen darstellen (Abbildung 2.7).

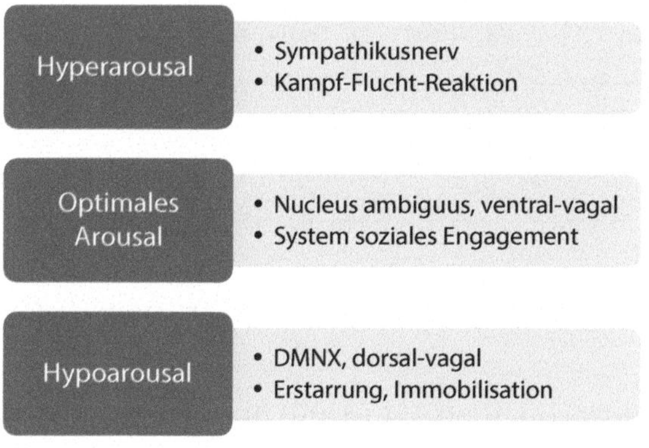

Abbildung 2.7: Das Resilienzfenster

2.4 Der Erstarrungsreflex

Die Auswirkungen des Erstarrungsreflexes sind erheblich. In der Muskulatur kommt es zu einer deutlichen Anspannung (Agonisten und Antagonisten), die den gesamten Bewegungsapparat erfassen kann. Um diesen Zustand der Anspannung halten zu können, benötigt der Körper sehr viel Energie. Die Herztätigkeit ist herabgesetzt und somit auch der Blutdruck. Oft ist die Herztätigkeit so gering, dass kein Wohlempfinden möglich ist. Auch sind der Präfrontalkortex und andere an der Wahrnehmung beteiligte Hirnareale so wenig aktiviert, dass Wahrnehmung und Denken eingeschränkt sind. Informationen können nicht mehr hinreichend integriert werden und es entsteht ein Zustand der Dissoziation.

Weiterhin wird die Atmung reduziert und die Muskulatur in den Verdauungsorganen vermindert ihren Tonus. Die Speiseröhre ist weniger tonisiert und der Magen ist nicht mehr fest genug gehalten. Er beginnt zu pendeln, was durch Übelkeit spürbar wird. Der Darm und besonders der Verschluss des Darmausganges haben nicht mehr genug Spannung, sodass es zu Defäkation kommen kann.

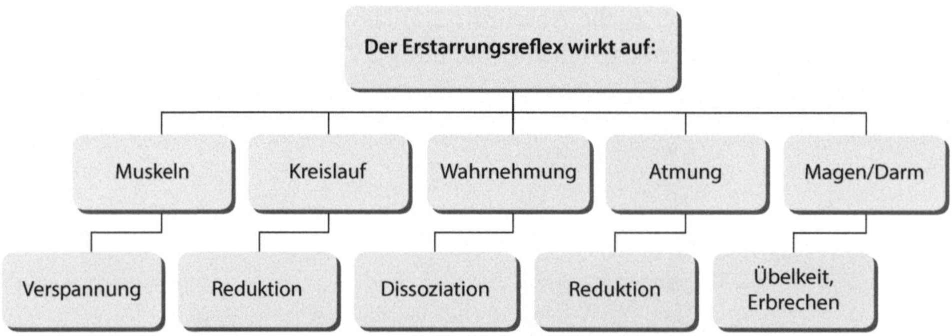
Der Erstarrungsreflex wirkt auf:
Muskeln
Kreislauf
Wahrnehmung
Atmung
Magen/Darm
Verspannung
Reduktion
Dissoziation
Reduktion
Übelkeit, Erbrechen

Abbildung 2.8: Auswirkungen des Erstarrungsreflexes

Eine Folge des Erstarrungsreflexes ist also die, dass es durch eine verringerte Wahrnehmungs- und Denkfähigkeit zur Dissoziation kommt. Auch Saß et al. (2003, S. 575) weisen darauf hin, dass das Gehirn Gedächtnis, Identität und Wahrnehmung der aktuellen Situation nicht mehr integrieren kann. Durch mangelnde Integrationsfähigkeit entsteht Dissoziation.

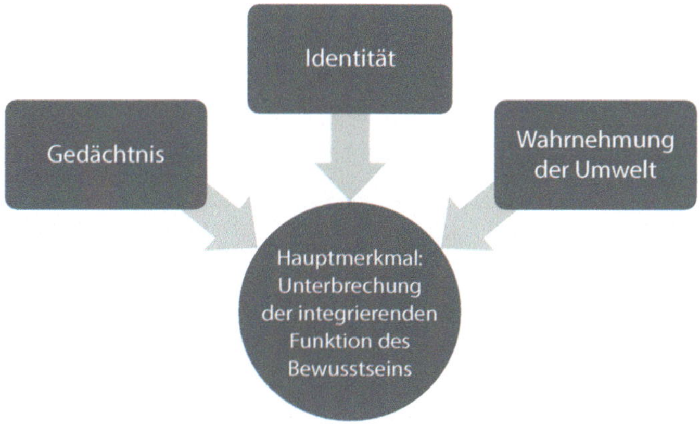

Abbildung 2.9: Dissoziative Störung, Definition nach Saß et al. 2003

2.5 Der Kampf-Flucht-Reflex

Um aus dem Stand besser flüchten oder kämpfen zu können, kommt es beim Kampf-Flucht-Reflex zu einer Steigerung des Muskeltonus. Die Herzfrequenz steigert sich und die arteriellen Blutgefäße ziehen sich etwas zusammen; beides treibt den Blutdruck nach oben.

Durch eine Verschaltung im Thalamus werden Eingangssignale selektiv gefiltert. So werden interne Signale, wie Schmerzen, Hunger, Durst, Hitze, Kälte etc., herausgefiltert, wohingegen externe Signale wie Sehen und Hören bevorzugt an den Kortex weitergeleitet werden. Will man kämpfen oder fliehen, macht es Sinn, mehr zu sehen und zu hören und weniger durch Schmerzen abgelenkt zu werden. Die Atemfrequenz nimmt zu und durch eine stärkere Anspannung der Magen- und Darmmuskulatur werden Verdauungsvorgänge unterbrochen. Es steht nun mehr Blut für den Bewegungsapparat zur Verfügung.

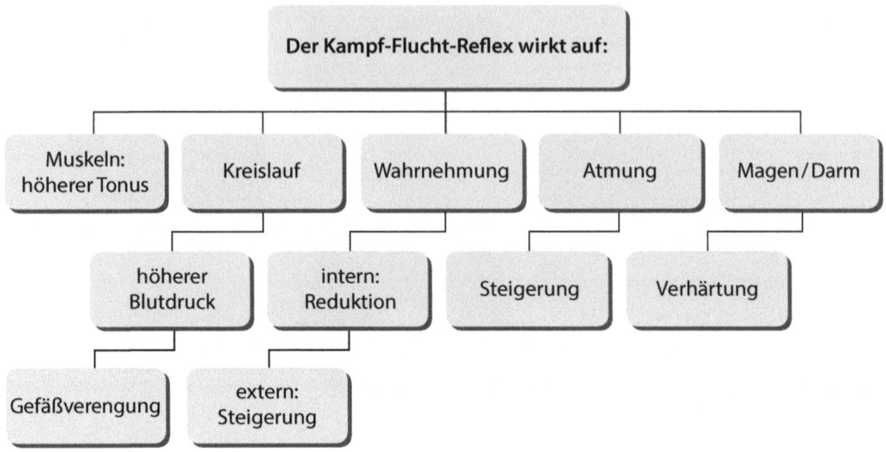

Abbildung 2.10: Auswirkungen des Kampf-Flucht-Reflexes

2.6 Der ventrale Vagus-Komplex (VVC)

Bei Aktivierung des ventralen Vagus-Komplexes (VVC) entspannt sich die Muskulatur. Die Herzfrequenzvariabilität ist vorhanden, sodass sich das Herz an seine Umgebung anpassen kann. Die Herzfrequenz- und Blutdruckwerte sind aus diesem Grund angemessen und liegen im gesunden Bereich. Auch die Wahrnehmung ist gesteigert und im optimalen Fall beruht das Denken auf den zuvor wahrgenommenen Signalen. Viele Fakten und Perspektiven können integriert werden und die Unterscheidungskraft steigt. Bezogen auf die innerkörperliche Wahrnehmung besteht ein emotionaler Zugang zu körperlichen Prozessen. Die Atemfrequenz ist normal und eher niedrig, Magen- und Darmtätigkeit sind ruhig im Verlauf. In diesem Zustand ist es möglich, Zugang zu seinen Emotionen zu bekommen. Konkret bedeutet das: Man kann Emotionen und Gefühle spüren und wahrnehmen, diese kommunizieren und psychotherapeutisch weiter bearbeiten oder integrieren.

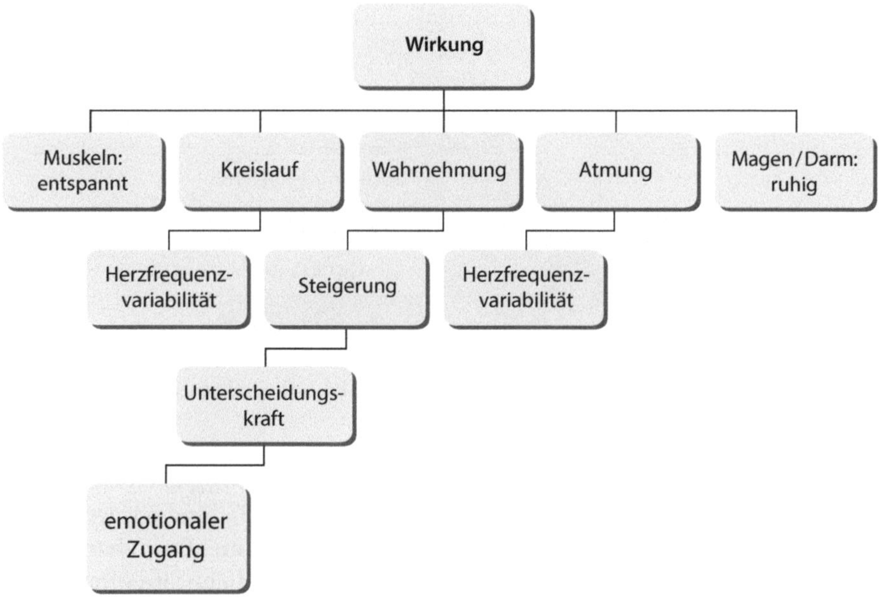

Abbildung 2.11: Der ventrale Vagusnerv – entspannte Wachheit

2.7 Das Verhältnis zwischen Integration und Dissoziation

Der Zustand der Dissoziation entsteht nicht immer schlagartig. Oft sind die Übergänge von Integration zur Dissoziation fließend und vom Betroffenen nicht immer früh genug wahrnehmbar. Das Gehirn bzw. das Bewusstsein ist in einem Zustand zwischen Integration und Dissoziation; mal näher an dem einem und mal näher an dem anderen. Bei geringer Integrationsfähigkeit kommt es zur Dissoziation.

Diese Übergänge betreffen uns alle, nicht nur traumatisierte Personen. Jeder von uns ist mal mehr oder mal weniger dazu in der Lage, die Umwelt adäquat zu erfassen. Es ist daher wünschenswert, wenn wir eine Selbstaufmerksamkeit dafür entwickeln können, inwieweit wir gerade integrationsfähig sind. Genau das sollen die Pranayama-Übungen im Yoga leisten.

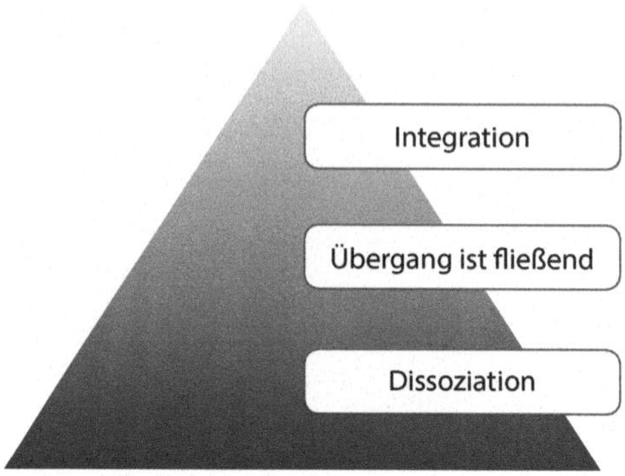

Abbildung 2.12: Das Verhältnis zwischen Integration und Dissoziation

Miller und Dollard (1941) beschreiben Dissoziation in Abhängigkeit zur räumlichen und zeitlichen Distanz zur Situation (siehe Abbildung 2.13). Sind wir weit genug von einer bedrohlichen Situation entfernt, neigen wird dazu, uns ihr nähern zu wollen. Erst bei genügend Annäherung vermeiden wir die bedrohliche Situation. Die Dissoziation beginnt, wenn eine Konfrontation unausweichlich ist. Auf diesem Wege ist es möglich, sich der Situation doch zu entziehen – bewusstseinsmäßig.

Die Konfrontationsintensität der Psychotraumatherapie ist stets von dieser Grenze abhängig. Ohne hinreichende Unterstützung der Integrationsfähigkeit des Klienten führt eine Überschreitung dieser Grenze zur Retraumatisierung.

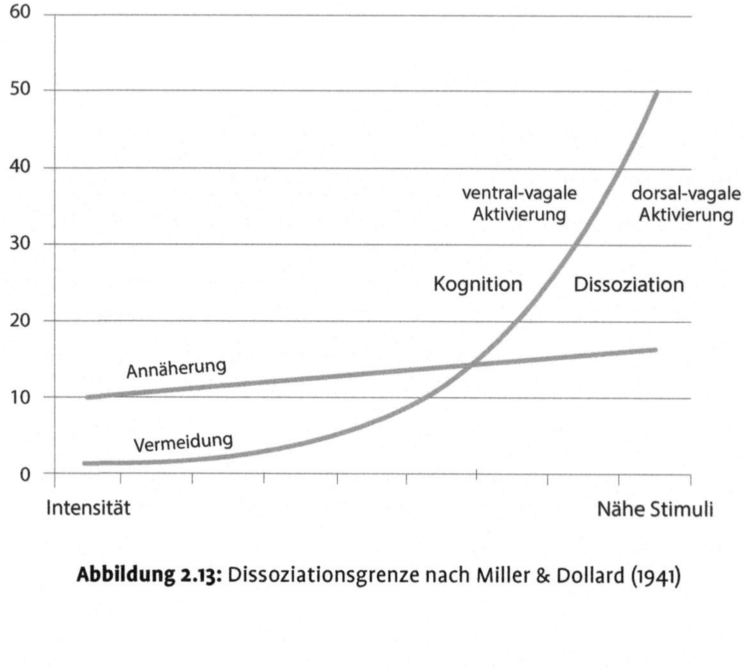

Abbildung 2.13: Dissoziationsgrenze nach Miller & Dollard (1941)

2.8 Reflexe und Affekte dienen dem Überleben

2.8.1 *Was sind Affekte?*

Die Arbeit mit Affekten (Definition siehe Kasten) ist im Hinblick auf Traumatisierung besonders wichtig, da sich das traumatische Wiedererleben oft durch das Eintreten von Affekten ankündigt. Die Klienten allerding sind dazu geneigt, ihre Affekte nicht wahrnehmen zu wollen, solange es möglich ist.

Diese Vermeidungsreaktion ist erlernt und sie ist nachvollziehbar, denn Affekte können das Wiedererleben von Traumata nach sich ziehen. Andererseits ist das Beobachten und Halten von Affekten eine der wesentlichen Arbeiten in der körperorientierten Psychotraumatherapie (in den Kapiteln 5 und 6 wird die Arbeit mit den Affekten noch weiter vertieft).

Auch in der Arbeit mit Faszien, wie z. B. im Yoga, ist der Begriff Affekt wichtig. Das manuelle Drücken auf fasziale Strukturen kann sie nämlich ebenfalls auslösen und damit zum Wiedererleben von Traumata führen. Therapeuten, die mit Faszien arbeiten, sei es im Rahmen von Osteopathie oder Yoga, stehen oft vor der Situation, etwas ausgelöst zu haben, was sie nicht einschätzen können. Ohne traumatherapeutische Fähigkeiten können sie es in jedem Fall nicht weiter begleiten. Deshalb wird in diesem Zusammenhang sehr viel Wert auf das richtige Einschätzen von Affekten und deren traumatherapeutische Begleitung gelegt.

Definition Affekt

Affekte sind das Ergebnis eines körperlichen Bewertungsprozesses, der ohne kognitive Analyse abläuft. Affekte machen sich bemerkbar in körperlich spürbaren Effekten, die sich als mehr oder weniger diffuses Befinden oder mehr oder weniger ausgeprägte körperliche Reaktionen zeigen.

Zum Beispiel: Druck im Bauch, Enge in der Lunge, Kloß im Hals, Glocke um den Kopf, Unsicherheit im Darm usw.

2.8.2 Affekte sind unbewusste Gefühle

Der Körper spürt in seine Umgebung hinein und unterscheidet dabei zwischen Bedrohung und Sicherheit. Diese Fähigkeit geht auf die ersten Ein- und Mehrzeller zurück. Auch ohne Augen und Ohren kann ein solcher Organismus wahrnehmen, dass ein größerer Mehrzeller in unmittelbarer Nähe ist. Der größere Mehrzeller ist auf der Suche nach Nahrung, also eine Bedrohung für den kleineren Mehrzeller. Das spürt der Kleinere. Seine Außenhülle, wahrscheinlich ein Vorläufer unserer heutigen Faszien, kann die Bedrohung wahrnehmen und produziert daraufhin Affekte, das sind Zug- und Druckeffekte, mit denen das Gewebe reagiert. Übersteigen diese Affekte eine gewisse Grenze, reagiert der gesamte Organismus mit Erstarrung. Er zieht sich zusammen und reduziert seinen Stoffwechsel, sodass er möglichst nicht von dem größeren Mehrzeller wahrgenommen werden kann.

Auch heute noch umhüllen Faszien unsere Organe, Muskeln und Knochen. Sie bilden sogar die Hülle um jede einzelne Zelle in unserem Körper. Auch heute noch reagieren diese Faszien in uns auf äußere Bedrohung, und zwar vollkommen unabhängig von dem, was das Gehirn gerade macht. Daher kann man von der Angst des Körpers sprechen.

Der Körper hat Gefühle, er hat Angst vor Bedrohung. Die Affekte, die in diesem Prozess entstehen, sind dem Menschen, der sie erlebt, in ihrer Bedeutung nicht bewusst. Bei geringem Körperbewusstsein werden diese Affekte in ihrer emotionalen Bedeutung nicht hinreichend wahrgenommen. Der Körper wird nicht vom Bewusstsein unterstützt und die Energie, die in den Affekten liegt, muss sich alleine auf körperlicher Ebene entladen. Das kann in Form von Sport, Essen, Sex oder ähnlichen Verhaltensweisen geschehen. Erst durch eine Lebenskrise, z. B. Partner- oder Jobverlust, werden diese entladenden Verhaltensweisen nicht weiter fortgesetzt und es besteht die Gefahr einer Erstarrung. So kommt es auch bei uns Menschen zum Erstarrungsreflex, aber im Unterschied zu den oben beschriebenen Mehrzellern kann es auch zum Kampf-Flucht-Reflex als Entladungsergebnis dieser Affekte kommen.

2.8.3 Die Wahrnehmung von Affekten im Yoga

Yoga heißt übersetzt *Verbindung*. Yoga hat das Ziel, eine hinreichende Verbindung zwischen Körper und Bewusstsein herzustellen. So kann das Bewusstsein den Körper darin unterstützen, Affekte nicht entladen zu müssen, sondern sie in ihrer emotionalen Bedeutung besser zu erfassen. Wer diese emotionale Bedeutung der Affekte wahrnehmen und begreifen kann, kann auch besser mit seiner Umwelt interagieren.

Die Verbindung des Bewusstseins mit dem Körper geschieht im Yoga über mehrere Schritte.

Der erste Schritt: Im klassischen Yoga zur Zeit Patanjalis gab es nur drei Asanas: den Lotossitz mit zwei Varianten. Im Lotossitz sitzt man mit den gebundenen Beinen, die eine Dehnung der inneren und äußeren Bänder bewirken. Aus Sicht der Traumatherapie ist diese Dehnung an dieser Stelle bedeutsam, denn Schocktraumen bewirken in diesen Strukturen eine Verkürzung der Bänder. Im Extremfall bilden sich sogar X-Beine heraus. Und so kann man es den Betroffenen das Trauma wirklich an den Beinen ansehen: Die Knie kommen zusammen, die Fersen gehen weiter auseinander als die Fußspitzen. Solche Menschen können im wahrsten Sinne des Wortes über ihre eigenen Beine stolpern.

Wenn Yogaübende zu ehrgeizig am Lotossitz arbeiten, erleiden sie ganz oft einen Knieschaden. Die Arbeit an den Bändern der Beine darf also nicht alleine auf körperlicher Ebene stattfinden, denn dort sind oft schocktraumatische Erfahrungen abgespeichert. Erst in einem komplexen Prozess, der zwischen Asana und Pratyahara hin und her pendelt, können diese schocktraumatischen Erfahrungen aus den Bändern der Beine in das Bewusstsein integriert werden. Und erst danach kann der Lotossitz ohne Gefahr für die Knie eingenommen werden.

Der zweite Schritt im Yoga zur Verbindung von Bewusstsein und Körper ist Pranayama. Hier wird das Nervensystem in seiner Reizempfindlichkeit so eingestellt, dass es reiz- bzw. affekttoleranter wird. Dies wird möglich durch den „Pranayama-Effekt", der die Auslöseschwellen für das Aktivieren der Überlebensreflexe (Kampf-Flucht- und Erstarrungsreflex) senkt. Diese Reflexe können alleine durch das Auftreten von Affekten ausgelöst werden. Eine vom Nervensystem mitgetragene Affekttoleranz ist sinnvoll, um Zeit für die Wahrnehmung dieser Affekte zu gewinnen. Ist das Nervensystem in einem gereizten Zustand, sind die Auslöseschwellen für die Überlebensreflexe äußerst niedrig. Jede Kleinigkeit kann zu unangemessen starken Reaktionen führen, bis hin zum Kampf-Flucht- oder zum Erstarrungsreflex. Es ist deshalb sinnvoll, die Auslöseschwellen heraufzusetzen, um voreilige Reaktionen des Nervensystems zu reduzieren und Zeit für die Wahrnehmung zu haben.

Der dritte Schritt im Yoga zur Verbindung von Bewusstsein und Körper ist Pratyahara (siehe Kapitel 5). Im Mantel der Sicherheit, dass das eigene Nervensystem trotz innerer Reizung durch Affekte ruhig bleibt, wird die Affekt-Beobachtung trainiert. Vorher muss natürlich geklärt werden, dass dieser Prozess nur stattfinden kann, wenn der Übende bereit ist, Affekte des eigenen Körpers zu tolerieren und wahrzunehmen, bis sich hier ein emotionaler Zugang zum Körper entwickelt.

2.8.4 Affekte in der Verhaltenstherapie

Wenn man einmal von neueren Ansätzen, wie z.B. der Akzeptanz- und Commitment-Therapie (ACT) absieht, werden in der Verhaltenstherapie Affekte kaum berücksichtigt. Stattdessen ist die Kognitive Umstrukturierung immer noch der Hauptarbeitsschwerpunkt. Hier ist entscheidend, ob die neu eingesetzten verhaltenssteuernden Kognitionen, die die alten Schemata ersetzen sollen, hinreichend stressrobust sind. Diese Frage spielt nicht nur bei traumatisierten Klienten eine Rolle, sondern auch bei fast allen Persönlichkeitsstörungen.

Kognitive Schemata treten nicht isoliert auf. Sie werden hervorgerufen bzw. begleitet von im Körper stattfindenden affektiven Schemata. Diese verursachen erheblichen Stress, der dazu führt, dass neu erworbene Kognitionen, die das gesunde Verhalten steuern sollen, nur in einem geringen Ausmaß oder gar nicht wirksam sind. Es macht also Sinn, diese affektiven Schemata zu finden und sie zu integrieren. Die Affekte dieser Schemata erzeugen gemeinsam mit kognitiven Schemata ein schematisches Erleben und Verhalten.

Wenn es nun gelingt, den Körper in eine Situation bzw. in einen Zustand zu bringen, in dem seine Affekte aktiviert sind, und wenn darüber hinaus über den Weg der Affekttoleranz eine vollständige Integration des Affekterlebens im Bewusstsein stattfindet, sodass ein emotionaler Zugang zum Körper entsteht, können die affektiven Schemata integriert und damit aufgelöst werden. Kognitionen können dann in weitaus höherem Maß regulierend auf Emotionen einwirken. Die Voraussetzung dafür ist und bleibt jedoch der emotionale Zugang zu den Affekten des Körpers. Auf diesem Weg sind noch viele Probleme zu überwinden, die in Kapitel 5 (Pratyahara) dargestellt werden. An dieser Stelle ist es jedoch wichtig, darauf hinzuweisen, wie wesentlich die Wahrnehmung und Verarbeitung von Affekten in der Psychotherapie ist und dass es ohne einen körperorientierten Ansatz nicht zu nachhaltigen Effekten kommen kann. Das lässt sich folgendermaßen zusammenfassen:

- Schemata sind stressrobust. Kognitionen, gewonnen über die kognitive Umstrukturierung, sind nicht stressrobust.
- Erst über den Weg der Affekttoleranz und damit den der Integration von Affekten wird Stress-Robustheit hergestellt und nachhaltigere Resultate werden so möglich.

2.8.5 Viszerale Affekte bei Angst und Traurigkeit

Viszerale Affekte – Gewebsbereiche, die auf Umgebung reagieren – können der jeweiligen Emotion vorausgehen, beispielsweise Angst. Sie können sich auch isoliert zeigen, ohne dass der Betroffene Zugang zum Erleben der Angst bekommt. Deshalb werden viszerale Affekte medizinisch oft überinterpretiert, als funktionale Organstörung.

In Abbildung 2.14 werden die Gewebsbereiche aufgeführt, die bei Angst reagieren (in den Kapiteln 5 und 6 wird dieser Aspekt in einem größeren Zusammenhang der Traumaarbeit vertieft dargestellt).

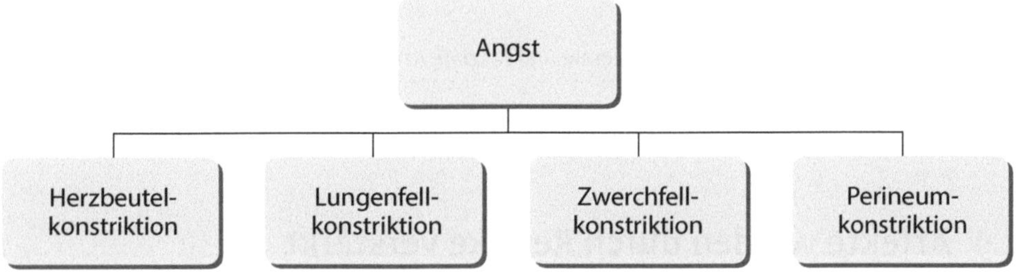

Abbildung 2.14: Viszerale Affekte bei Angst

Auch bei Traurigkeit finden die faszialen, motorischen und viszeralen Prozesse bereits statt, bevor wir sie bewusst wahrnehmen. Dennoch ist es möglich, diese feine Wahrnehmung zu trainieren. Der Traurigkeit als bewusst empfundener Emotion gehen folgende Prozesse voraus: Konstriktion des Lungenfells, Absenkung des Kehlkopfs, Kontraktion von Kinn- und Kaumuskeln und Konstriktion der Tränendrüse. Diese Auflistung hat keinen Anspruch auf Vollständigkeit.

Im Prozess des Pratyahara wird es wichtig, diese Affekte akzeptierend wahrnehmen zu können, bevor uns die entsprechenden Emotionen – wie in diesem Fall „Traurigkeit" – überwältigen und es zum Weinen kommt. Im Sinne der Affektentladung spielt das Weinen natürlich eine bedeutsame Rolle. Die Intensität der Traurigkeit kann kontrolliert und abgeschwächt werden, indem über den Weg des Weinens der Affekt plötzlich zur Entladung kommt. Langfristig macht das aber keinen Sinn, da sich Affekte immer wieder aufbauen und immer wieder entladen werden müssen. Durch den Prozess des Pratyahara kommt es zu einer Verbindung des bezüglichen Gewebes mit dem zentralen Nervensystem und dem Bewusstsein und zur Integration. Auf diese Weise kann eine Heilung stattfinden. Vorausgesetzt, dass durch

Pranayama eine hinreichende Reflexhemmung hergestellt worden ist, damit Zeit zur Verfügung steht, die Affekte besser wahrnehmen zu können.

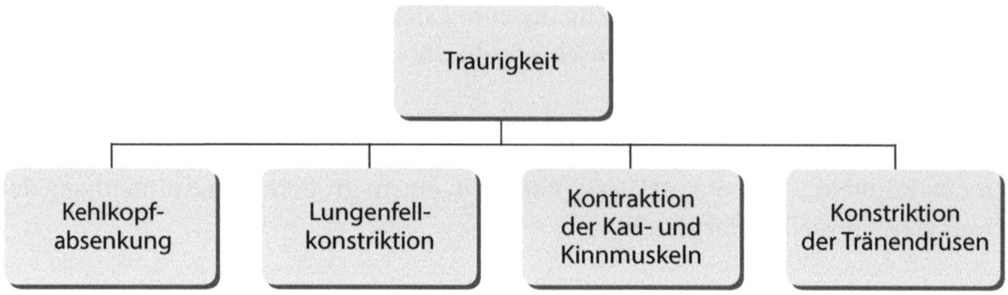

Abbildung 2.15: Viszerale und fasziale Affekte bei Traurigkeit

2.9 Affekte werden durch Reflexe verstärkt

Faszien reagieren eigenständig auf ihre Umgebung. Sie brauchen keine übergeordnete neuronale Steuerung und stellen eine klassische „Bottom-up"-Situation dar.

Gleichzeitig wirken diese Affekte auf das autonome Nervensystem. Dieses wiederum reagiert in Abhängigkeit zur aktuell eingestellten Reizschwelle auf den Affekt, sobald dieser die Reizschwelle übersteigt. Diese Reflexantwort verstärkt den Affekt. Ein faszialer Affekt beispielsweise, der ohnehin schon als bedrohlich interpretiert wird, wird durch die Verstärkung als noch bedrohlicher wahrgenommen. Spätestens jetzt werden auf der Verhaltensebene dysfunktionale Abwehrreaktionen eingeleitet, z. B. Hyperventilation oder unruhiges Auf- und Abgehen. Die gewünschte Wirkung bleibt jedoch aus und die Hilflosigkeit gegenüber den Affekten nimmt zu. Es entsteht Panik.

In einer als bedrohlich empfundenen Umgebung können sich beispielsweise die Faszien der Bronchien zusammenziehen. Der Parasympathikus reagiert möglicherweise, indem er die Bronchialmuskulatur anspannt und die Schleimproduktion erhöht. Diese Reaktionen führen zu einer weiteren Verengung der Atemwege. Der betroffene Mensch nimmt das als bedrohlich wahr, da sich dieser Prozess seiner willkürlichen Steuerung entzieht. Es entstehen Hilflosigkeit und Angst, die in Panik gipfeln können.

Die Tatsache, dass Affekte durch Reflexe verstärkt werden können, ist der zentrale Zusammenhang in diesem Buch, und Affekte wurden in diesem Kontext bislang viel zu wenig berücksichtigt. Reflexe können durch alle möglichen Reize ausgelöst werden. Affekte sind Reize, die ihrerseits Reflexe – immer abhängig von deren jeweiliger Auslöseschwelle – im zentralen Nervensystem auslösen. Und hier kommt die intentionale Atemreflex-Hemmung ins Spiel. Sie erhöht die jeweilige Auslöseschwelle, sodass Affekte besser toleriert werden können. Zusammen mit den entsprechenden Einstellungen entsteht nun Affekttoleranz, die zwei Säulen hat: eine neuronale „erhöhte Reflexauslöseschwelle" und eine kognitive „Bereitschaft zur Wahrnehmung von Affekten".

2.10 Wie Affekte, Reflexe, Perzeption, Kognitionen und Emotionen interagieren

Im Zusammenhang mit dem Entstehen einer Panikstörung haben Margraf und Schneider bereits 1989 die Interaktion von Affekten, Reflexen, Perzeption, Kognitionen und Emotionen als Teufelskreislauf beschrieben. Die Autoren zeigen eine differenzierte Sicht der Interaktionen zwischen Psyche und Körper. Wenn wir unseren Blick für körperliche Abläufe weiter differenzieren und zwischen Affekten, Reflexen und Körper unterscheiden, gelingt auch die Darstellung der Entstehung traumatischer Erlebnisse. Im folgenden Abschnitt soll es um diese Differenzierung gehen. Dabei soll sichtbar werden, dass die Erkenntnisse in der körperorientierten Psychotherapie auf den bisherigen Erkenntnissen aufbauen und sie weiter differenzieren und nicht im Widerspruch mit den bisherigen Erkenntnissen stehen.

2.10.1 *Ebene 1: Die Interaktion zwischen Affekt und Reflex*

Die erste Interaktion beschreibt die Wechselwirkung zwischen Affekt und Reflex. Hierbei wird durch kleine Affekte im Gewebe der Lunge und im Gewebe, welches die Lunge umgibt, ein Reflex im Atemzentrum ausgelöst, der zur Steigerung der Atemgeschwindigkeit und damit zur Steigerung des Atemminutenvolumens führt. Solche Affekte finden im Lungenfell, Rippenfell oder im Zwerchfell statt. Sie sind in der Inter- oder auch in der Extrakostalmuskulatur zu finden oder in den faszialen Strukturen, die den Brustkorb umhüllen. Auslöser für diese kleinen Affekte, die im Erleben zur Brustenge führen, sind wiederum äußere und innere Situationen, die Ähnlichkeiten mit traumatisierenden Situationen haben.

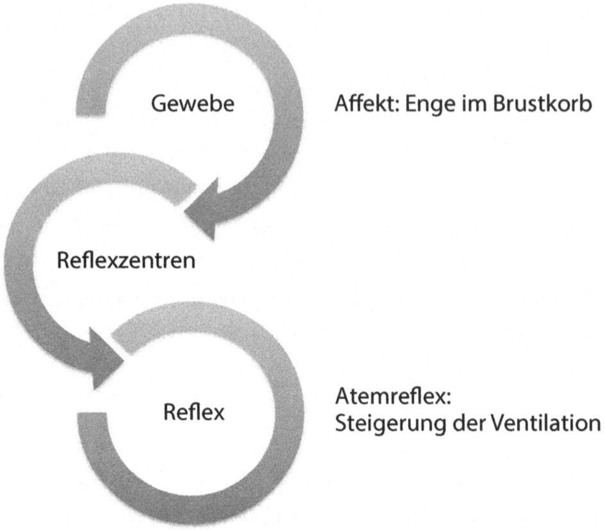

Abbildung 2.16: Interaktion Affekt – Reflex

2.10.2 *Die Interaktion zwischen Perzeption und Kognition*

Die Interaktion zwischen Perzeption und Kognition baut auf den jeweiligen Reflexen auf, die durch die vorangegangene Interaktion zwischen Affekten und Reflexen entstanden sind. Hier sind es vor allem kognitive Bewertungsprozesse und Attributionen, die auf Basis der Perzeption stattfinden. Konkret sind es Katastrophisierungen, wie zum Beispiel: „Die Enge im Brustkorb, die ich gerade wahrnehme, könnte einen Herzinfarkt ankündigen."

1. Die Wechselwirkung zwischen Perzeption und Kognition kann auf zweierlei grundlegend verschiedene Arten stattfinden.
2. Die erste Art der Wechselwirkung ist eine, die bewertet, und der Wahrnehmung eine mögliche Ursache zuordnet.

Bei der zweiten Art der Wechselwirkung wird der Fokus auf die Wahrnehmung selbst gerichtet. Sie bildet also eine Aufmerksamkeit für die Wahrnehmung. Das bedeutet konkret: Im Prozess der Wahrnehmung wird auch jede Abweichung von der Wahrnehmung wahrgenommen und es kommt zu einer Korrektur. Letztere besteht darin, die bewertenden Prozesse fallen zu lassen und die Aufmerksamkeit unmittelbar wieder auf die Wahrnehmung zu richten.

Hier gehen wir von der ersten Art der Wahrnehmung bzw. Perzeption aus. In Kapitel 5 gehe ich noch tiefer auf die zweite Art der Wahrnehmung ein.

In Abbildung 2.17 wird dargestellt, wie die Wahrnehmung, dass die Atemgeschwindigkeit beschleunigt ist, als bedrohlich bewertet wird. Folglich kommt es zu der Entscheidung, noch schneller zu atmen.

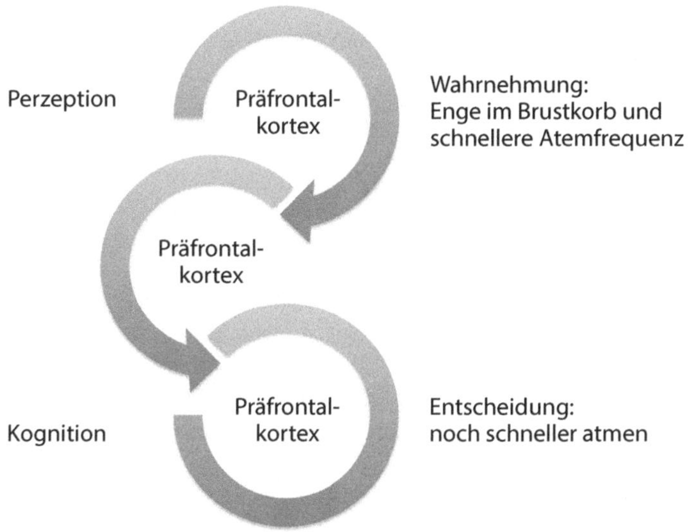

Abbildung 2.17: Interaktion Perzeption – Kognition

2.10.3 Die Interaktion zwischen Kognition und Emotion

Die Wechselwirkung zwischen Kognition und Emotion ist weitestgehend bekannt und bedarf hier keiner besonderen Erläuterung. In Abbildung 2.18 wird beispielhaft dargestellt, wie die Erkenntnis, dass trotz beschleunigter Atmung die Brustenge nicht abnimmt, eine gesteigerte bedrohliche Stimmung erzeugt, die in Hilflosigkeit und Angst mündet.

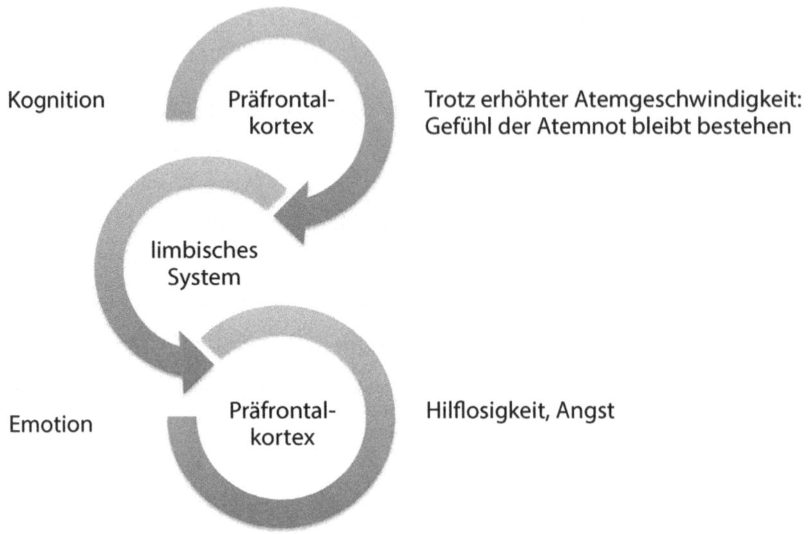

Abbildung 2.18: Interaktion Kognition – Emotion

2.10.4 *Die Interaktion zwischen Emotion und Affekt*

Die Emotionen Hilflosigkeit und Angst erzeugen ihrerseits ebenfalls Affekte im Körper. Der Grund dafür sind Konditionierungsprozesse, die einmal ganz normal im Alltag stattfinden, aber auch während einer Traumatisierung. Genauer betrachtet muss immer das Gewebe die Auswirkungen einer Situation ertragen, in der von außen Stimuli auf einen Organismus einwirken.

Schauen wir uns das etwas genauer an: Wenn ein Gewebe traumatische Erfahrungen erleidet, stellt es vorübergehend sein Wachstum und damit seine Anbindung an das zentrale Nervensystem ein. Dieser Vorgang gehört zum Erstarrungsprozess, dem auch einzelne Zellen und Gewebsabschnitte unterliegen. Es ist eine uralte Schutzreaktion der Zellen (siehe Abschnitt 2.8.2).

Die fehlende Anbindung an das zentrale Nervensystem wird nicht vollständig nachgeholt. Die Folge ist eine nicht ausreichende Konnektivierung (von Teilen) des Gewebes an das zentrale Nervensystem. Letzteres kann in belastenden Situationen, z. B. bei starken negativen Emotionen, die abgetrennten Gewebsabschnitte nicht hinreichend regulieren. Das Gewebe bleibt für sich alleine und ist damit überbelastet. Durch Affekte macht es auf sich aufmerksam und strebt damit an, die immer noch fehlende Konnektivierung zu beheben.

Im Prinzip könnte alles ganz einfach sein: Das Gewebe meldet sich mit Affekten, diese werden wahrgenommen, dadurch verbindet sich das zentrale Nervensystem vollständiger mit dem Gewebe. Aber genau das passiert leider nicht. Der Klient entwickelt Angst vor seinen Affekten, da sie aus seiner Sicht ein Traumatisierungserleben ankündigen. Daher vermeidet er die Wahrnehmung dieser Affekte. So erklärt es sich, dass neuronal abgetrennte Zustände jahrzehntelang überdauern können.

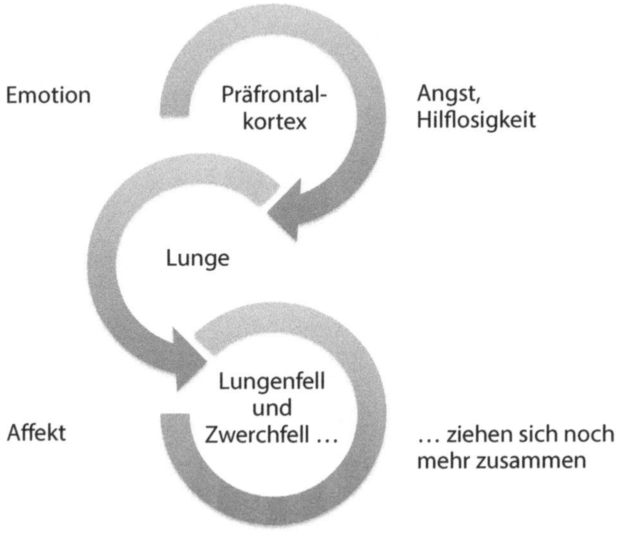

Abbildung 2.19: Interaktion Emotion – Affekt

2.10.5 *Die Interaktion zwischen Affekt und Reflex – Ebene 2*

Je mehr sich die Situation im Gesamtorganismus verschlimmert, desto tiefer greifen die Reflexe des Rückenmarks in das Geschehen ein. Viele Faszien der Lunge haben sich bereits zusammengezogen und Atemzentrum und Präfrontalkortex haben mit einer höheren Atemgeschwindigkeit darauf reagiert.

Die Lunge spürt nun eine neue Bedrohung. Es wird zu kalt! Die hochfrequente Ventilation der Lunge senkt die Temperatur weiter ab, was für die Lunge eine bedrohliche Situation ist, weil so die Gefahr für eine Lungenentzündung dramatisch ansteigt. In Zusammenarbeit mit den Nerven im Rückenmark reagiert die Lunge deshalb mit einer Bronchialkonstriktion. So gelangt weniger kalte Atemluft in die Tiefen der Lunge und ein weiteres Absinken der Lungentemperatur ist gestoppt.

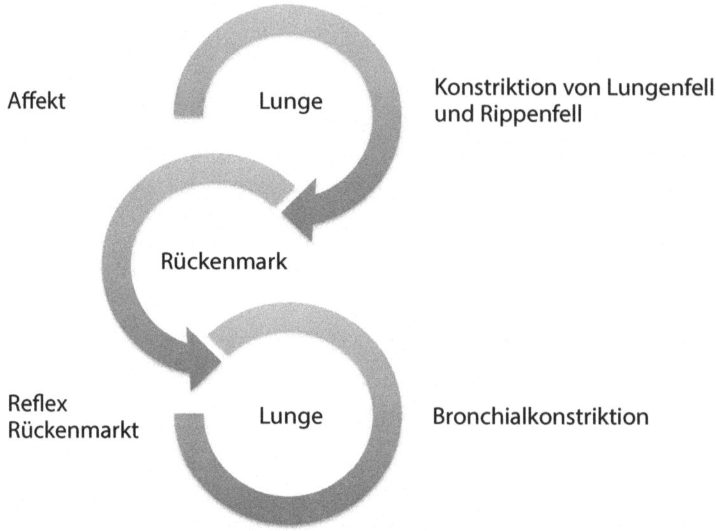

Abbildung 2.20: Interaktion Affekt – Reflex, Ebene 2

2.10.6 *Die Interaktion zwischen Reflex und Perzeption – Ebene 2*

In der Wahrnehmung des betroffenen Klienten stellt sich die eben beschriebene Wechselwirkung, die zur Bronchialkonstriktion geführt hat, als problematisch dar. Er bekommt noch schlechter Luft, die Lunge fühlt sich enger an. Durch kräftiges Durchatmen oder eine schnellere Ventilation hatte er gehofft, besser Luft zu bekommen. Wie sich jetzt zeigt, funktioniert diese Strategie nicht und in Ermangelung von Alternativen nimmt die Hilflosigkeit des Klienten weiter zu und das Gefühl der Panik wird stärker.

Gleichzeitig ist durch die verminderte Ventilation aufgrund der Bronchialkonstriktion weniger Sauerstoff im Blut, als es normalerweise der Fall ist. Der Präfrontalkortex braucht für seinen Betrieb aber unbedingt eine stabile Sauerstoffversorgung und deshalb wird er nun in seiner Aktivität gestört. Er kann die Funktion, tiefere Hirnstrukturen zu hemmen, nicht mehr vollständig aufrechterhalten. Tiefere Hirnstrukturen werden alarmiert durch Emotionen wie Angst und Panik und durch schlechte Zustände in den Organen, besonders in der Lunge. Sie werden stärker aktiviert als im Normalzustand. Aus dieser Situation heraus kommt es zu einer Überflutung des Kortexes, besonders des Präfrontalkortexes mit Signalen aus den niedrigeren Hirnstrukturen. Die Folge: Es kommt zur Dissoziation.

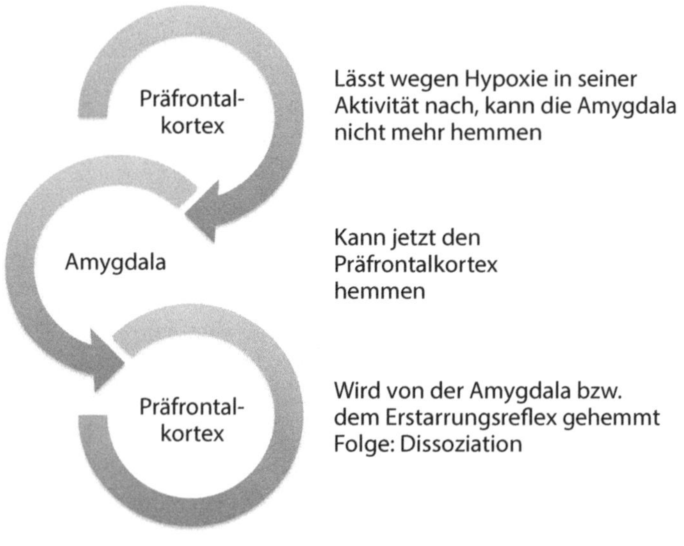

Abbildung 2.21: Interaktion Reflex – Perzeption, Ebene 2

2.11 Die Interaktionen mit und ohne Pranayama

Alle unter 2.10 aufgezeigten Prozesse lassen sich in einer Grafik zusammenfassen. Damit die vielen Teilprozesse übersichtlich bleiben, gibt es hier zwei Grafiken, jeweils ohne und mit Pranayama. Der Prozess Pratyahara ist an den entsprechenden Punkten ergänzt worden.

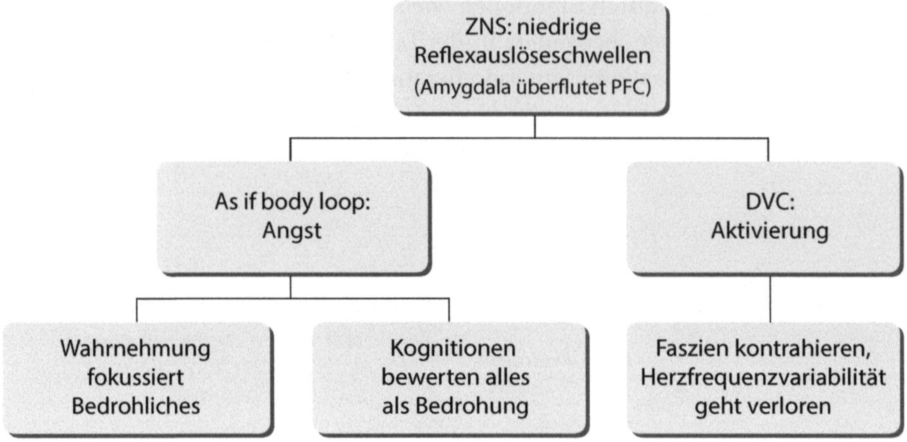

Abbildung 2.22: Wie Affekte, Reflexe, Kognitionen und Emotionen interagieren – ohne Pranayama

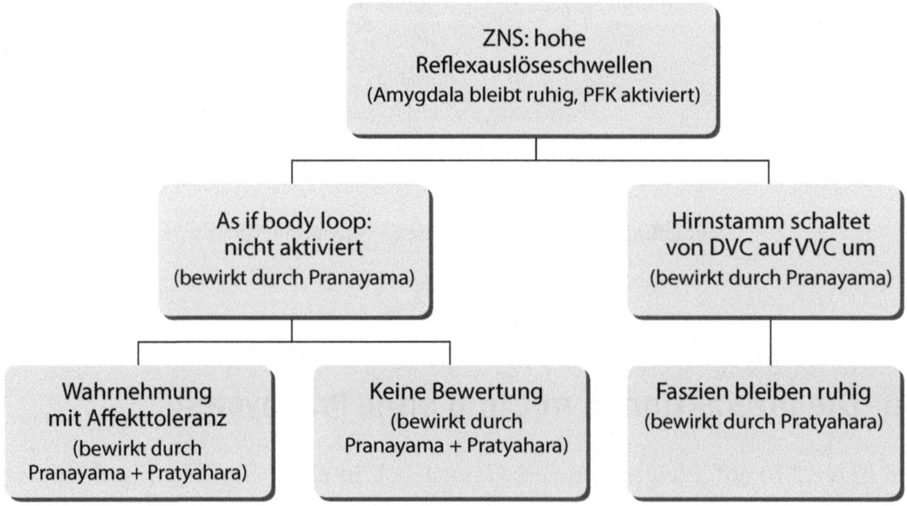

Abbildung 2.23: Wie Affekte, Reflexe, Kognitionen und Emotionen interagieren – mit Pranayama und Pratyahara

> **„As if body loop“** (Damasio) bezeichnet die Erzeugung von Körpergefühlen im Präfrontalkortex. Diese Emotionen fühlen sich so an, als würden sie im Körper stattfinden. Fasziale Signale werden plausiblen Emotionen zugeordnet und auf diese Weise erzeugt das ZNS zum Beispiel Angst.

Wie wir in Abbildung 2.23 sehen können, stellt die Senkung der Reflexauslöseschwellen, hervorgerufen durch den „Pranayama-Effekt“, sicher, dass es zu einer hinreichenden Affekttoleranz kommt und in Folge dessen Wahrnehmung und Denken angemessen bzw. funktional den Prozess weiter begleiten und steuern können.

2.12 Die Affektentladung

Am Ende dieses Kapitels soll es noch einmal um den Begriff *Affektentladung* gehen. Aufbauend auf den Erkenntnissen aus Abschnitt 2.10, in dem das Zusammenwirken von Affekten, Reflexen, Perzeption, Kognition und Emotionen erklärt wurde, ist der Begriff Affektentladung als Ergebnis des Gesamtprozesses anzusehen. So betrachtet ist beispielsweise Weinen eine Affektentladung am Ende dieser langen Kette von Affekten, Reflexen, Perzeption, Kognition und Emotionen. Genauso verhält es sich mit einem Wutanfall, einem Panikanfall und eben auch mit einer durch ein Trauma generierten Überflutung. In der durch Yoga geprägten Körperpsychotherapie gilt grundsätzlich, dass wir diese Affektentladungen verhindern sollten. Leisten soll das der Pranayama-Effekt. In den Kapiteln 3 und 4 werde ich auf diesen Zusammenhang tiefer eingehen.

Viele Körpertherapeuten sagen, im Gewebe sei eine konkrete Geschichte oder Situation abgespeichert. Dem will ich nicht zustimmen. Vielmehr ist es so, dass das Gewebe sich im Schutzmodus befindet, es ist zusammengezogen. Oder es will seine Schutzreaktion, sich zusammenziehen zu wollen, vollenden.

Wir haben es also mit einer unvollendeten Schutzreaktion zu tun. Und es ist die Muskulatur, die die Vollendung behindert, durch einen relativ hohen Muskeltonus. Solange das so ist, liegt sozusagen ein eingefrorener Affekt vor. Affekte entladen sich, wenn die Muskulatur in ihrer unmittelbaren Umgebung ihren Tonus heruntergefahren hat. In dem Moment, in dem es zu einem Spannungsgleichgewicht zwischen Faszien und Muskeln kommt, entsteht eine Bewegung, ausgelöst durch die Faszien. Diese können jetzt ihre Spannung entladen. In diesem Zusammenhang spricht man auch von Affektentladung.

Diese autonomen Entladungen produzieren eine ganze Bandbreite von Phänomenen wie zum Beispiel: Druck nach innen, Druck nach außen, Anspannung, Schmerz,

Wärme, Kälte, Unruhe, Enge usw. Solange die Phänomene ohne Bewertung wahrgenommen werden, lassen sie sich gut beobachten. Erfolgt eine Bewertung, ist diese sehr komplex. Es gibt eine neuronale Bewertung in Form von Reflexen und es gibt eine kognitive Bewertung in Form von Gedanken, Kausalattribution, Schuldzuweisungen usw. Die problematischste Situation ist diejenige, in der sowohl eine neuronale als auch eine kognitive Bewertung stattfindet. Die Affekte werden so in ihrer Intensität und Bedeutung erheblich verstärkt und es entsteht ein traumatisches Erleben.

2.13 Die Nicht-Affektentladung oder Embodiment

Embodiment ist eine durchgängige Erfahrung von Emotionen, Affekten, Kognitionen und anderen Phänomenen im Körper. Es gibt zwei Voraussetzungen, die das Embodiment möglich machen und die als Expansion und als Kapazität beschrieben werden können.

Mit Expansion ist die Fähigkeit gemeint, eine Erfahrung, die sich im Körper abspielt, zulassen, akzeptieren und beobachten zu können. Diese Erfahrungen bestehen u. a. aus Affekten, Reflexen, Emotionen und anderen Phänomenen.

Mit Kapazität ist die Grenze gemeint, innerhalb derer eine Expansion sattfinden kann. Ist die Expansion zu groß, übersteigt sie die Grenze der Kapazität. Der Klient beginnt dann zunehmend emotional instabil zu reagieren. Ist die Kapazitätsgrenze nur geringfügig überschritten, kann diese Erfahrung als Wachstumsreiz für die Kapazität dienen. Auch bei stärkerer Expansion ist der Klient dann in der Lage, ohne emotionale Instabilität diese Erfahrung expandieren zu lassen.

Diese Vorgehensweise entspricht jedoch nicht dem gängigen Behandlungsparadigma, das darin besteht, Erfahrungen wegzuregulieren. In der Verhaltenstherapie nennt man das Coping.

Auch in der Traumatherapie gibt es den Ansatz von Gegenregulation, zum Beispiel mit den Ankertechniken. Diese sind wichtig, um den Klienten zu stabilisieren. Arbeitet man hingegen mit Pranayama, dann ist es möglich, den Klienten auf die Sitzung vorzubereiten, sodass er emotional stabiler ist, bevor er in die Erfahrung bzw. Konfrontation kommt. Man braucht dann währenddessen nicht mehr so stark gegenzuregulieren. Der Prozess wird insgesamt ruhiger und Erfolg versprechender.

Aufbauend auf die Arbeit mit Pranayama kann mithilfe von Pratyahara eine Expansion der Erfahrung durchgeführt werden. Erst hier findet die eigentliche therapeutische Arbeit statt. Natürlich ist es auch möglich, nach einer Steigerung der Affekttoleranz mit Pranayama eine konventionelle Traumatherapie durchzuführen.

3. Pranayama und Trauma wirken komplementär

3.1 Die Auslöseschwelle für den Atemreflex erhöhen und die Resilienz stärken

Das Atemzentrum ist lernfähig. Es lernt aus Konsequenzen. Wenn das Anhalten des Atems positive Konsequenzen erzeugt, dann erhöht das Atemzentrum die Auslöseschwelle des Atemreflexes und erzeugt ihn dann erst bei einer Kohlendioxidkonzentration im Blut. Die Auslöseschwelle ist nicht fest bei einem bestimmten Kohlendioxidwert verankert.

Der Atemreflex wird bei Pranayama intentional gehemmt und der Kohlendioxidgehalt im Blut steigt somit weiter an. Normalerweise würde der Atemreflex ab einem bestimmten Kohlendioxidgehalt automatisch ausgelöst. Das passiert aber bei der intentionalen Atemreflex-Hemmung nicht, denn hier kommt es zu weiteren Prozessen, wie der Erzeugung der Herzfrequenzvariabilität. Auf diese Weise lernt das Atemzentrum, erst bei höheren Kohlendioxidwerten im Blut den Atemreflex zu erzeugen. Das bedeutet: Das Atemzentrum kann fortan höhere Werte an Kohlendioxid tolerieren.

Es bedeutet auch, dass die Resilienz ansteigt. Bezogen auf das Nervensystem ist die Resilienz eine Erhöhung der Auslöseschwelle für den Atemreflex. Der Körper ist robust genug und kann höhere Kohlendioxidwerte akzeptieren, ohne direkt Überlebensreflexe (Kampf-Flucht- oder Erstarrungsreflex) starten zu müssen.

Die Traumatisierung senkt die Auslöseschwelle für den Atemreflex. Auf jede gefühlte Bedrohung reagiert der Klient, u. a. mit dem Kampf-Flucht-Reflex. Letzterer beinhaltet u. a. die Steigerung der Atmung, um mehr Sauerstoff zur Verfügung zu haben. Jedes Mal, wenn sich der Klient bedroht fühlt, reagiert er mit Atemsteigerung. Aus Sicht des Atemzentrums bedeutet das: Der Atemreflex soll bei niedrigen Kohlendioxidwerten erfolgen. Immer seltener kommt es zu Situationen, in denen sich im Blut nennenswerte Kohlendioxid-Konzentrationen anreichern, die dem Normalwert entsprechen oder ihn übersteigen. Daraus lernt das Atemzentrum einen neuen statistischen Mittelwert für Kohlendioxid, der weitaus geringer ist als der Normalwert. Infolgedessen senkt das Atemzentrum auch seine Auslöseschwelle für das Einsetzen des Atemreflexes.

Auch bei Panikattacken ist mit entscheidend, bei welchem Kohlendioxidwert die Auslöseschwelle für den Atemreflex liegt. Wer bei der Panikattacke einen starken

Atemantrieb entwickelt, landet, auch ohne dies bewusst zu wollen, in der Hyperventilation (hyperventilatorischer Typ).

In der folgenden Übersicht sind die Kernaussagen noch einmal zusammengefasst. „Verschieben der CO_2-Antwortkurve nach rechts bzw. nach links" (siehe dazu Abbildung 4.1, S. 91) bedeutet das Gleiche wie „Heraufsetzen bzw. Herabsetzen der Auslöseschwelle für den Atemreflex". Bei einem Trauma-Erleben hängt die Senkung der Auslöseschwelle für den Atemreflex davon ab, ob sich der traumatisierte Klient gerade in der Aktivierung des Kampf-Flucht-Reflexes oder in der Aktivierung des Erstarrungsreflexes befindet. Nur beim Kampf-Flucht-Reflex wird die Auslöseschwelle für den Atemreflex gesenkt.

Auslöseschwelle Atemreflex

- Pranayama (oder andere Formen des Atemanhaltens, z. B. Apnoetauchen): Die Atem-Auslöseschwelle steigt bzw. die CO_2-Antwortkurve verschiebt sich nach rechts.
- Trauma-Erleben oder Panikattacke: Die Atem-Auslöseschwelle sinkt bzw. die CO_2-Antwortkurve verschiebt sich nach links.

3.2 Das Trauma und Pranayama wirken komplementär auf Organe und Muskeln

Die Komplementarität zwischen Trauma und Pranayama wird an den jeweiligen Auswirkungen dieser Prozesse auf Organe und Muskeln sichtbar und erfahrbar. Daraus lässt sich schlussfolgern: Pranayama greift ebenso tief in das Nervensystem ein wie ein Trauma. Das Nützliche daran ist, dass mithilfe von Pranayama jederzeit ein Eingriff in den inneren Zustand möglich ist und die Ausbreitung von Traumasymptomen so reduziert werden kann.

Entscheidend ist hierbei einerseits die tatsächliche Wirkung auf das Nervensystem. Andererseits kommt es darauf an, welche Veränderung im Erleben des Klienten stattfindet, und auf die sich daraus ergebende Steigerung der Affekttoleranz. Ein Klient ist eher bereit, Affekte zu akzeptieren, wenn er über den Weg des Pranayama erfahren hat, dass er jederzeit Affekte und Reflexe und damit auch seine Symptome reduzieren kann. Die Selbstwirksamkeitsüberzeugung bezogen auf PTBS-Symptome wächst, was eine Steigerung der Affekttoleranz zur Folge hat.

Im Einzelnen bewirken Trauma und Pranayama Folgendes: Beim Trauma werden im Körper vier große Bereiche vorübergehend so verändert, dass sie ihre Funktion fürs Erste nicht mehr aufrechterhalten können. Mit einigem zeitlichem Abstand zur traumatisierenden bzw. zur triggernden Situation erholen sie sich zwar wieder, aber zunächst einmal werden sie in ihrer Funktion beträchtlich geschwächt. Diese vier Bereiche sind: das Gehirn, die Bewegungsmuskulatur, der Atemapparat (Lunge) und die Verdauung (Darm).

Atemapparat (Lunge)	Gehirn	Bewegungsmuskulatur	Verdauung (Darm)
Unruhe	weniger Wahrnehmung	Anspannung	Entleerung

Tabelle 3.1: Die vier Hauptzielorgane während der Traumatisierung

Der Atemapparat wird in seiner Effektivität stark heruntergefahren. Entweder wird der Atem im Verlauf des Erstarrungsreflexes stark vermindert oder er geht im Verlauf des Kampf-Flucht-Reflexes in den Zustand der Hyperventilation. Der Zustand steigert sich dann immer weiter in die inspiratorische Pendelatmung, bei der sehr wenig Volumen ständig ein- und ausgeatmet wird. Hierbei findet keine hinreichende Ventilation mehr in den Lungenbläschen statt, sodass der Atem ineffektiv beziehungsweise insuffizient wird. Die Folge ist ein Mangel an Sauerstoff, also Hypoxie.

Wenn der Sauerstoffgehalt im Blut sinkt, werden das Gehirn und insbesondere der Präfrontalkortex in ihrer Aktivität heruntergefahren. Die Auswirkungen dieser Aktivitätsminderung sind vor allem Dissoziation und im Extremfall der vorübergehende vollkommene Verlust des Bewusstseins.

Die Bewegungsmuskulatur spannt sich während des Traumas immer weiter an. Das Typische ist hier, dass sich alle Muskeln anspannen – sowohl die Agonisten als auch die Antagonisten –, sodass es zu einer Erstarrung im ganzen Körper kommt. Bei einem leicht traumatisierten Zustand erkennt man dies an einem hölzernen Gang.

Die Verdauung verändert sich während eines Traumas erheblich. Hierbei sollte man unterscheiden zwischen dem Speiseröhren-Magen-Bereich und dem Darm-Darmausgangbereich. Die ständige Anspannung aller Muskeln im Bewegungsapparat erfordert sehr viel Kraft, die der Körper nicht lange bereitstellen kann, ohne Kraft an anderer Stelle einzusparen. Daher reduziert er den Ruhemuskeltonus im gesamten Verdauungsbereich. Das führt dazu, dass Magen und Speiseröhre erschlaffen. Reflexhaft wird sich daraufhin der Magen entleeren – ein Schutzreflex. Ein voller und erschlaffter Magen, der an einer ebenfalls erschlafften Speiseröhre im Körper herumpendelt, könnte durch das Gewicht abreißen. Der Darm erschlafft ebenfalls und kann seinen Inhalt nicht mehr halten, da ihm die Muskelspannkraft dazu fehlt. Ansatzweise erfahren viele traumatisierte Personen diese Symptome als leichte Übelkeit, Ekel und Durchfallgefühl.

Atemapparat (Lunge)	Gehirn	Bewegungsmuskulatur	Verdauung (Darm)
Beruhigung	mehr Wahrnehmung	Entspannung	Beruhigung

Tabelle 3.2: Die vier Hauptzielorgane während Pranayama

Der Atemapparat wird während Pranayama in vielfältiger Weise beeinflusst: Weitung der Bronchien und Bronchiolen, Erweiterung der Vitalkapazität, Erhöhung des Sauerstoffgradienten und Erhöhung des Gradienten für Kohlendioxid. An diesen Veränderungen kann man die Zunahme der Effektivität der Lungenarbeit erkennen. Damit wirkt Pranayama dem Trauma erheblich entgegen.

Auch das Gehirn, besonders der Präfrontalkortex, wird während Pranayama erheblich aktiviert. Der Übende muss eine feste Intention gegen den entstehenden Atemreflex aufrechterhalten. Würde er ihm nachgeben, wäre das Pranayama beendet. Der Übende muss also Willenskraft aufbringen und denken: „Nein, ich atme nicht.“ Diese Intention muss stetig stärker werden, um den stetig ansteigenden Atemreflex hemmen zu können. Für den Präfrontalkortex ist diese Intentionssteigerung das Gleiche wie für den Muskel ein Gewicht im Krafttraining. Je höher das Gewicht, desto höher die geforderte Kraft. Je länger der Atemstillstand, desto höher die Intention. Im Zustand hoher Intention kann der Präfrontalkortex so ganz nebenbei die Reflexzentren hemmen.

Neurologen sagen:

Höhere Hirnzentren hemmen niedrigere Hirnzentren.

Genau das geschieht beim Pranayama. Eine Traumatisierung hingegen bewirkt u. a. eine Hemmung des Präfrontalkortexes; das Gehirn wird sozusagen überflutet. Niedrigere Hirnzentren hemmen dann also die höheren. Während dieses Prozesses herrscht Sauerstoffmangel im Blut (Hypoxie). Das ist auch bei Pranayama der Fall, die Hemmung der Hirnzentren findet aber dann nicht von unten nach oben, sondern von oben nach unten statt: Der Kortex hemmt subkortikale Strukturen wie die Amygdala. Überlebensreflexe (Erstarrungsreflex und Kampf-Flucht-Reflex) komme so nicht zum Zuge. Infolge dieser subkortikalen Hemmung durch den Kortex wird der Übende sehr wach. Er nimmt sehr viel mehr wahr und ist dabei gleichzeitig sehr ruhig. Dieser Zustand weist auf eine hohe Affekttoleranz hin.

Der Bewegungsapparat fährt während Pranayama seinen Muskeltonus herunter und das Gewebe wird gut durchblutet, wie man an der Gefäßweitung unschwer erkennen kann. Jede Form der Anspannung wird heruntergeregelt, sodass Agonisten und auch Antagonisten ihre Spannung abbauen.

Der Verdauungsapparat wird während Pranayama durch zwei konkrete Aktionen intensiv kontrolliert. Zum einen gibt es die Muskelaktion Jalandhara-Bandha (eine genauere Beschreibung folgt in Kapitel 7), die u. a. zu einer Kontraktion des Schlundbereiches führt. Diese Kontraktion im Schlund bzw. im Schluckmuskelbereich erhöht den Muskeltonus in Speiseröhre und Magen, wodurch sichergestellt ist, dass es zu keiner nennenswerten Erschlaffung in diesem Bereich kommen kann. Zum anderen gibt es die Muskelaktion Muladhara Bandha, die u. a. eine starke Kontraktion des Darmschließmuskels ist. Durch diese Kontraktion wird der Muskeltonus im gesamten Bereich des Darms ebenfalls erhöht. Erschlaffungsreaktionen der Darmmuskulatur, die unter anderem zu Durchfallgefühlen und tatsächlichem Durchfall führen können, werden durch das Muladhara Bandha entschieden kontrolliert und verhindert.

An den vier beschriebenen Bereichen des Körpers wird sichtbar, wie Pranayama die Auswirkungen von Traumatisierung rückgängig machen kann. Es eignet sich in der Traumatherapie sehr gut als Ankertechnik, denn im Unterschied zu allen kognitiv erzeugten Ankertechniken kann Pranayama auch dann noch eingesetzt werden, wenn sich aufgrund fortgeschrittener Dissoziation nur noch motorische Anweisungen wirksam umsetzen lassen.

	Traumatisierung		**Pranayama**		
	dorsal-vagaler Komplex (DVC) Aktivierung	Sympathikus Aktivierung	dorsal-vagaler Komplex (DVC) Deaktivierung	Sympathikus Deaktivierung	ventral-vagaler Komplex (VVC) Aktivierung
Lunge: Bronchialweitung	 Abnahme	 Zunahme			 ----
Herzfrequenz Gefäßweitung Herzfrequenzvariabilität	Abnahme ---- Abnahme	Zunahme Verengung Abnahme			---- ---- Zunahme
Gehirn: Aktivität Präfrontalkortex Social Engagement System (SES)	 ---- ----	 ---- ----			 Zunahme Zunahme
Muskeln: Agonisten und Antagonisten	Anspannung	Anspannung			----
Magen Darm	Übelkeit Defäkation	Verhärtung Verhärtung			---- ----

Tabelle 3.3: Die neuronalen Regulationszentren

In Tabelle 3.3 ist die Komplementarität zwischen Traumatisierung und Pranayama ersichtlich. Während bei der Traumatisierung der dorsal-vagale Komplex aktiviert wird, geschieht dies beim Pranayama nicht. Hier wird stattdessen der ventral-vagale Komplex aktiviert.

3.3 Welchen Beitrag leistet Pranayama zur Heilung vom Trauma?

An dieser Stelle ist wichtig festzuhalten: Innerhalb der Yogatherapie ist das Pranayama nur ein Teil der Gesamtintervention. Es schafft eine Voraussetzung für die eigentliche Heilung, indem es die Resilienz steigert, also die Belastbarkeit bzw. die Konfrontationsfähigkeit mit belastendem Material.

Resilienz bedeutet in diesem Kontext nicht die Widerstandsfähigkeit gegen das Trauma, sondern die Integrierbarkeit der Emotionen, die mit dem Trauma zusammenhängen, in die Gesamtpersönlichkeit bzw. in das Nervensystem. Es geht also um Integration, für die grundsätzlich gilt: Jede Erfahrung, die verarbeitet werden soll, wird nur dann integriert, wenn diese Erfahrung die Verarbeitungsfähigkeit des Nervensystems nicht übersteigt. Letztere ist als funktionelle Konnektivität darstellbar, das ist die Verbindungsrate zwischen einzelnen neuronalen Zentren, z.B. zwischen Reflexzentren im Hirnstamm und Präfrontalkortex; ebenso die Verbindung zwischen dem zentralen Nervensystem als Ganzes mit dem Körper, also den Organen, dem Gewebe und letztendlich jeder einzelnen Zelle.

In der folgenden Tabelle sind die beiden Hauptphasen der traumabezogenen Yogatherapie zusammengestellt:

	Phase	Hauptfunktion
1	Pranayama: intentionale Atemreflex-Hemmung	Stabilisierung der Wahrnehmung Reduktion der Reizüberflutung
2	Pratyahara: achtsame Interozeption	Steigerung der Konnektivität

Tabelle 3.4: Hauptphasen in der Therapie mit Yoga

Das Wachstum der Nerven im Sinne der Konnektivität zwischen zentralem Nervensystem (ZNS) und Körper hat während der und durch die Traumatisierung ausgesetzt und damit nicht hinreichend stattgefunden. Für die Heilung vom Trauma muss dieses Nervenwachstum nun nachgeholt werden. Besonders wachstumsfördernd ist die (erneute) Wahrnehmung des Körpers. Aber genau das ist Trauma-Klienten nicht möglich, denn ihre Körperwahrnehmung ist durch Affekte blockiert, die bei Betrachtung das Gehirn überfluten können. Deshalb wollen die Klienten ihren Körper zunächst überhaupt nicht wahrnehmen. Erst durch Stabilisierung der Wahrnehmung und eine Reduktion der Reizüberflutung ist die Beobachtungsmöglichkeit des Körpers wieder gegeben.

3.4 Welche Rolle spielt die Intention?

Trauma-Klienten haben häufig die Erfahrung gemacht, dass ein eigener Wille bedrohliche Konsequenzen für sie haben kann und dass es sicherer ist, sich anzupassen. Sie müssen deshalb überhaupt erst wieder lernen, einen eigenen Willen zu entwickeln und intentional zu handeln. Mit anderen Worten: Sie müssen lernen, ihren Willensmuskel zu trainieren (s. 3.2).

Mit Kraftausübung trainiere ich Muskeln, mit der Ausführung einer Absicht trainiere ich den Präfrontalkortex. Mit Pranayama trainiere ich innerlich eine Absicht (vgl. Kapitel 1). Gegen den Widerstand meines Atemreflexes trainiere ich meine Intention, den Atem anzuhalten. Pranayama ist also eine intentionale Atemreflex-Hemmung.

Pratyahara (s. Kapitel 5) ist eine intentionale Gedanken-Reflex-Hemmung. Auch in weiteren über Pratyahara hinausgehenden Schritten wird im Yoga mit der Intention gearbeitet. Das erwähne ich hier, weil die Intention ein Pendant zur Traumatisierung ist. Es ist daher von großer Bedeutung, den Klienten Wege aufzuzeigen, wie sie innerlich eine Intention trainieren können, ohne im Außen Konsequenzen erwarten zu müssen.

Die Intention ist der Gegenspieler der Reflexe, denn sie hemmt sie. Reflexe zu hemmen wird im Kindesalter schon sehr früh trainiert, z. B. wenn man Kindern beibringt, auf die Toilette zu gehen. Die Schwierigkeit ist einerseits, ein Nervensystem zu haben, das die sensorischen und motorischen Voraussetzungen für einen willentlichen Blasenverschluss erfüllt. Andererseits muss die Intention, nicht in die Hose machen zu wollen, hinreichend stark ausgeprägte sein.

Im Lauf des Lebens gibt es weitere Situationen, die uns zwingen, Reflexe zu hemmen. Wenn wir beispielsweise das Fahrradfahren lernen, will uns der stato-kinetische Reflex zunächst dazu verleiten, den Lenker loslassen und uns auf ein mögliches Aufprallen mit den Händen vorzubereiten. Wenn wir jedoch die Absicht haben, Fahrrad fahren zu wollen, müssen wir den stato-kinetischen Reflex erfolgreich hemmen.

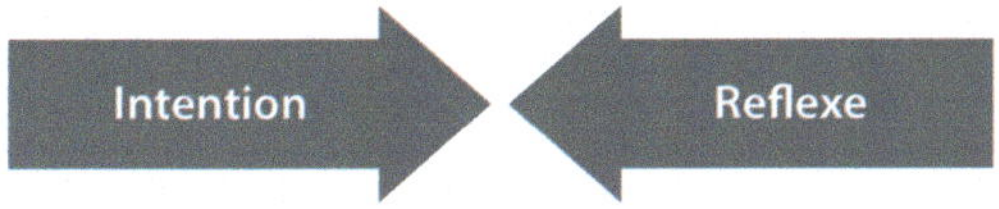

Abbildung 3.1: Die Intention – Gegenspieler der Reflexe

3.5 Der Zusammenhang zwischen Atmung und Schocktrauma aus verhaltenstherapeutischer Sicht

Im Folgenden bediene ich mich der Sichtweise der Verhaltenstherapeutischen Verhaltensanalyse, um den Wirkprozess im Einzelnen verdeutlichen zu können. In Tabelle 3.5 begrenze ich mich zudem auf wenige ausgesuchte Reaktionen, damit der Zusammenhang zwischen Schocktraumatisierung und Pranayama deutlicher wird.

Eine Schocksituation löst viele affektive und emotionale Reaktionen sowie körperliches Verhalten aus. Eine mögliche Verhaltensweise ist, den Atem anzuhalten, was zu einer Mangelversorgung des Gewebes mit Sauerstoff (Hypoxie) führt. Letztere spielt bei der Entstehung eines Traumas eine entscheidende Rolle.

Nehmen wir an, Person X wird durch einen Angreifer real bedroht. Vielleicht versucht sie durch Reden (vermittelt durch eine ventral-vagale Aktivierung) die Gefahr abzuwenden, doch das bleibt ohne Erfolg. Danach versucht unsere Person, durch Kampf oder Flucht (vermittelt durch Sympathikus-Aktivierung) die Gefahr abzuwenden, aber auch dieser Versuch bleibt ohne Erfolg. Dann tritt der andere Zweig des parasympathischen Nervensystems (dorsal-vagale Aktivierung) in Aktion. Er wird durch Hypoxie bzw. Hyperkapnie aktiviert.

Hypoxie	weniger Sauerstoff im Blut als normalerweise vorhanden sein sollte
Hyperkapnie	mehr Kohlendioxid im Blut als im normalen Wachzustand vorhanden sein sollte

Tabelle 3.5: Definition relevanter Blutgaswerte

Diese Reaktion wird auch Erstarrungsreaktion oder Immobilisationsreflex genannt. Sie senkt den Hyperarousal bis zum Hypoarousal, wodurch sich die Wahrscheinlichkeit des Überlebens erhöht. Es kommt zu einem Totstellreflex, einer Reglosigkeit oder einem sogenannten Ohnmachtszustand. Dabei treten folgende Symptome auf: Dissoziation, Erbrechen, Defäkation bis hin zur massiven Anspannung der gesamten Muskulatur.

In Tabelle 3.6 stelle ich den Vorgang der Traumatisierung in Form des „Zwei-Faktoren-Modells" nach Mowrer (1947) dar. Ich beschränke mich auf die Reaktionen, die im Zusammenhang mit dem Atmen von Bedeutung sind.

Unkonditionierter Stimulus (UCS)	Unkonditionierte Reaktion (UCR)
Reale Bedrohung durch eine konkrete Person oder eine konkrete Situation	Atemstillstand Hilflosigkeit Dissoziation
Konditionierter Stimulus (CS)	Konditionierte Reaktion (CR)
Hypoxie / Hyperkapnie	Dissoziation

Tabelle 3.6: Klassische Konditionierung und Blutgaswerte

Wenn eine reale Bedrohung auf eine Person einwirkt, sprechen wir in der Psychologie von einem unkonditionierten Reiz, denn eine reale Bedrohung muss nicht erst gelernt bzw. konditioniert werden, damit sie zu Reaktionen führt. Die Person reagiert reflexhaft mit Atemstillstand, Hilflosigkeit und Dissoziation. Der ursprünglich neutrale Stimulus „Hypoxie / Hyperkapnie" wird zum konditionierten Reiz, auf den die Dissoziation als Reaktion gelernt wird.

Später, wenn die Person die Bedrohung überlebt hat und wieder in Sicherheit ist, lernt sie nach dem Zwei-Faktoren-Modell nach Mowrer in einem zweiten Schritt die systematische Vermeidung von Stimuli. Das wären in diesem Fall Stimuli, die im Zusammenhang mit Hypoxie / Hyperkapnie stehen, wie z. B. das Anhalten des Atems, aber auch den Zustand der Hypoxie / Hyperkapnie selbst. Konkret heißt das: Der Betroffene entspannt sich und alleine dadurch steigt der Kohlendioxidwert im Blut an. Ohne dass der Betroffene es merkt, entsteht eine Hyperkapnie. Sein System hat gelernt, mit Hilflosigkeit darauf zu reagieren, und er reagiert mit besonders starker Hilflosigkeit, weil er den Auslösereiz im Äußeren nicht identifizieren kann.

Dieser Umstand ist mit eine Ursache für die nächtlichen Albträume von Traumaopfern. Im Schlaf, wenn man entspannt ist, hat man mehr Kohlendioxid im Blut.

Situation	Organismus	Reaktion	Konsequenzen
Atemwahrnehmung/ Entspannung/ Hyperkapnie/ Hypoxie	Eine Person, die zuvor ein Schocktrauma erlitten hat	Hilflosigkeit, Angst, Panik, Dissoziation	Angst, den Atem wahrzunehmen und anzuhalten Negative Einstellung zu Atemübungen, z. B. Pranayama Angst, sich zu entspannen Angst, schlafen zu gehen Vermeidung von Atemtechniken, Entspannung, Schlaf

Tabelle 3.7: Operante Konditionierung und Blutgaswerte

Doch auch tagsüber gibt es Situationen, in denen wir unbewusst weniger atmen, z. B. wenn wir uns ausruhen. Bei einem traumatisierten Menschen entsteht durch diesen reduzierten Atem völlig ungewollt eine milde Form der Hypoxie / Hyperkapnie. So erklären sich Schilderungen von Klienten, sie seien wie aus heiterem Himmel in Angst / Panik oder in die Dissoziation gerutscht. Sie bekommen Angst vor dem eigenen Körper, der einfach etwas macht, was sich ihrer Kontrolle entzieht. Es reicht nicht, äußere Situationen zu meiden, um Kontrolle über die Dissoziation zu erlangen, denn der Organismus bewirkt sie von sich aus.

Der Vollständigkeit halber sei erwähnt, dass der Organismus gelernt hat, auf Hypoxie / Hyperkapnie einerseits mit Dissoziation, andererseits mit Angst / Panik zu reagieren. Die Art der Reaktion ist abhängig vom Grad der Aktivierung der jeweiligen Reflexsysteme, nämlich des Kampf-Flucht-Reflexes oder des Erstarrungsreflexes. Nachfolgend sind beide Reaktionsmöglichkeiten aufgeführt:

Innere Reaktion	Innere Reaktion	Wechselwirkung zwischen diesen inneren Reaktionen
Hypoxie / Hyperkapnie	Hyperarousal	Panik Dissoziation Hyperventilation
Hypoxie / Hyperkapnie	Hypoarousal	Hilflosigkeit Dissoziation Hypoventilation

Tabelle 3.8: Wechselwirkung: Blutgaswerte und Erregung

An dieser Stelle wird die Bedeutung der Konfrontation mit dem Nicht-Atmen sichtbar. Da der Organismus von Schocktraumatisierten von sich aus gelernt hat, auf Hypoxie mit Dissoziation zu reagieren, sollte eine Konfrontation mit Hypoxie im therapeutischen Setting stattfinden, um diese Konditionierung wieder löschen zu können. Die Reaktion „Hilflosigkeit" wird ersetzt durch die Reaktion intentionale Atemreflex-Hemmung.

Im Pranayama werden Hypoxie und Hyperkapnie mit einer Intention verbunden, nämlich mit der, nicht atmen zu wollen, wenn sich der Atemreflex meldet – zumindest für die Dauer einer bestimmten begrenzten Zeit.

Während einer Traumatisierung sind Hypoxie / Hyperkapnie und Hilflosigkeit reflexhaft aneinander gekoppelt. Mit Pranayama lässt sich hier die Schwelle heraufsetzen, sodass der Reflex später einsetzt, als es normalerweise der Fall wäre. Aufgrund der Intention etabliert sich ein zunehmend aktiver Betriebszustand im Präfrontalkortex. Ab einer bestimmten Aktivitätsstärke kann dieser die beiden Überlebensreflexe – Erstarrungsreflex und Kampf-Flucht-Reflex – hemmen. Das geschieht während des Pranayama bewusst und gewollt. Auch nach Pranayama, aber ohne klare Intention dazu, werden die Reflexe weiter gehemmt. Das liegt an der starken Aktivierung des Präfrontalkortexes, die dafür sorgt, dass die Hemmung der Überlebensreflexe sozusagen im Hintergrund weiterläuft. Der aus Pranayama resultierende Zustand ist folglich stabiler Natur. Die Wahrnehmbarkeit nimmt zu und bleibt stabil.

Situation	Organismus	Reaktion Verhalten	Reaktion Blutgaswerte	Reaktion kognitiv / emotional	Konsequenzen
Pranayama	Schocktraumatisierung	Atem anhalten	Hypoxie, Hyperkapnie	Intention, den Atemreflex hemmen zu wollen	Gesteigerte Aktivität des Präfrontalkortex, keine Vermeidung

Tabelle 3.9: Intention vs. Hilflosigkeit

Die unbewusste Reaktion „Atemanhalten" wird zur bewusst gewollten Reaktion und Pranayama wird zur Konfrontationsmethode mit der inneren Situation Hypoxie / Hyperkapnie. In Tabelle 3.9 wird sichtbar, dass die Reaktion Hypoxie / Hyperkapnie gekoppelt mit Intention und nicht gekoppelt mit Hilflosigkeit auftritt. Im Kern haben wir hier also das folgende Reaktionspaar im Pranayama:

Innere Reaktion	Innere Reaktion	Wechselwirkung
Hypoxie / Hyperkapnie	Intention, den Atemreflex hemmen zu wollen	Integration des Bewusstseins und Abbau der Dissoziation

Tabelle 3.10: Reaktionspaar im Pranayama

Zusätzlich zur Intention wird durch Kapalabhati (vgl. Kapitel 1.7) eine Steigerung der Herzfrequenzvariabilität hergestellt. Auf den Vagus-Komplex hat das die gleiche Wirkung wie die intentionale Atemreflex-Hemmung. Daher ergänzen sich die Wirkungen und verstärken sich gegenseitig.

Innere Situation	Innere Reaktion	Wechselwirkung
Herz im Zustand ohne Herzfrequenzvariabilität	Aktivierung des dorsalvagalen Komplexes (DVC)	Dissoziation
Herz im Zustand mit Herzfrequenzvariabilität	Aktivierung des ventralvagalen Komplexes (VVC)	Integration

Tabelle 3.11: Der Einfluss der Herzfrequenzvariabilität auf den Zustand des Vagus-Komplexes

3.6 Der Grad der Konnektivierung und die Botenstoffe

Je mehr wir den Körper fühlen und alle in ihm ablaufenden Vorgänge, desto größer wird die neuronale Konnektivierungsrate zwischen Kopf und Körper. Auch innerhalb des Gehirns nimmt die Konnektivierungsrate erheblich zu. Wenn wir in unserer von Leistungsbereitschaft geprägten Kultur den Körper jedoch immer weniger wahrnehmen, weil er uns von immer mehr Leistung abhält, prägt sich auch die Konnektivierung nicht hinreichend aus oder sie entwickelt sich sogar zurück. Kommen dann noch traumatisierende Erfahrungen hinzu, will der Betroffene den Körper gar nicht mehr wahrnehmen und die Konnektivierung nimmt rapide ab, bis hin zu einer Zerfaserung der Gehirnstrukturen. Bei vielen Patienten mit der Diagnose schwere Depression findet man diese Zerfaserung vor und mit hoher Wahrscheinlichkeit hängt das auch mit Traumatisierung zusammen. Viele solcher Patienten reagieren nicht hinreichend auf Antidepressiva. Deshalb geht man in einigen Forschungsansätzen wieder zu einem alten Mittel über, das in der Vergangenheit in klinischen Settings häufig eingesetzt wurde: die Elektroschocktherapie.

Die Befürworter dieser Therapieform argumentieren sehr interessant, wenn sie sagen, wie sie sich die Wirkung der Elektroschocks vorstellen. Sie machen zwei Wirkungen aus.

1. Elektroschocktherapie soll der Zerfaserung des Gehirns entgegenwirken und daher die Konnektivierungsrate erhöhen.
2. Bei Anwendung von Elektroschocks kommt es zu einer massiven Ausschüttung von Transmittern im Gehirn, die aufgrund der Depression fehlen. Diese Zusammenhänge sind in Tabelle 3.12 zusammengefasst.

	Schwere Depression bzw. Traumatisierung	**Elektroschocktherapie**
Konnektivierungsrate im Gehirn	geringe Konnektivierung bzw. Zerfaserung	Zunahme der Konnektivierung
Transmitterausschüttung	geringe Transmittermengen	massive Transmitterausschüttung

Tabelle 3.12: Wirkfaktoren der Elektroschocktherapie

Aus der Argumentation zur Elektroschocktherapie geht hervor, dass die fehlende Transmittermenge bei schwerer Depression bzw. Traumatisierung nicht als alleinige Ursache für das Aufrechterhalten der Depression verantwortlich ist, sondern dass die Zerfaserung des Gehirns eine ebenso bedeutsame Rolle spielt. Wollen wir die geringe Konnektivierung auf natürlichem Weg korrigieren, bieten sich Prozeduren an, bei denen der Willensaspekt, also die Intention, ins Spiel kommt. Um starke Intentionen zu realisieren, benötigt man hoch konnektivierte Gehirnstrukturen, die sich gegen anderweitige Widerstände durchsetzen können. Hier bietet sich als übendes Verfahren Pranayama an, da es ein Ringen der Willenskraft mit dem Atemreflex darstellt. Hinzu kommt, dass es bei der intentionalen Atemreflex-Hemmung, also beim Pranayama, ebenfalls zu einer massiven Transmitterauschüttung kommen wird. Weil wir mit Überlebensreflexen arbeiten, ist hier naturgemäß zu erwarten, dass das Gehirn seine gesamte Kraft und damit auch die Kraft der Transmitter auffährt, um das Überleben zu sichern. In der folgenden Tabelle sind die Wirkfaktoren des Pranayama dargestellt.

	Schwere Depression bzw. Traumatisierung	Pranayama
Konnektivierungsrate im Gehirn	geringe Konnektivierung bzw. Zerfaserung	Zunahme der Konnektivierung
Transmitterausschüttung	geringe Transmittermengen	massive Transmitterausschüttung

Tabelle 3.13: Wirkfaktoren des Pranayama

3.7 Worin unterscheiden sich klassisches Pranayama und bei PTBS eingesetztes Pranayama? – Fragen und Antworten

Was ist Pranadharana?

Pranadharana sind Übungen des Yoga, die das Ziel haben, das Pranayama vorzubereiten. Es geht um die Erfahrung, dass der Atem von selbst fließt und dass es keinerlei Intervention bedarf, den Atem zu lenken. Eingriffe sollten, wenn überhaupt, auf eine sehr sanfte Art und Weise stattfinden.

Was ist klassisches Pranayama?

Im klassischen Yoga sollte der Atem immer mühelos und entspannt sein. Die Leichtigkeit im Fluss des Atems ist die Voraussetzung für Pranayama, wo der Atem dann von selbst ohne Mühe und ohne Anstrengung zum Stillstand kommen sollte. Der Ausgangspunkt unter normalen Gegebenheiten ist daher das Pranadharana, das bewusste Atmen mit Leichtigkeit (s. o.). Bei Traumaklienten haben wir aber keine normalen Gegebenheiten, weshalb ich in den Beschreibungen in diesem Buch von der klassischen Beschreibung abweiche.

Warum ist das Pranayama bei PTBS anders?

Zu einer entwicklungsbedingten Traumafolgestörung kommt es u. a. deshalb, weil bestimmte Bedingungen in der Entwicklung des Kindes nicht erfüllt waren. Beispielsweise gab es keinen Raum für die Erfahrung, den eigenen Willen auszuprobieren, weil das Kind dann keine Zuwendung von den Eltern bekommen hätte oder sogar mit Gewalt oder mit Vernachlässigung bestraft worden wäre. Das Kind unterdrückt folglich seinen Impuls zum eigenen Willen, so zum Beispiel in der frühen Will-Phase, wie sie im Körpertherapieverfahren Bodynamic (s. Kapitel 4) beschrieben wird. Dies hat gravierende Auswirkungen auf die Vernetzungsrate des zentralen Exekutiv-Netzwerkes. Es bildet sich wesentlich schwächer aus und die normale Hemmfunktion von oberen gegenüber tiefer liegenden Hirnstrukturen ist damit stark eingeschränkt.

Bei der Aufgabenstellung des Pranadharana werden deshalb Traumapatienten von Affekten und Emotionen überschwemmt. Entweder flüchten sie unbewusst in die Dissoziation oder sie geraten in Angst und Panik.

Wurde bei einer entwicklungsbedingten Traumafolgestörung u. a. dem Kind die Erfahrung verwehrt, seinen eigenen Willen kennen und beherrschen zu lernen, so ist die Akzentverschiebung in dem in diesem Buch beschriebenen Pranayama die Konsequenz aus dieser Vorenthaltung. Hier werden bewusst Willensimpulse trainiert, damit der Traumaklient die Erfahrung nachholt, seinen eigenen Willen auszuprobieren und wachsen zu lassen. Erst wenn diese Vorenthaltung nachgeholt wurde, kann sich der Traumaklient im klassischen Pranayama bewegen.

Was genau kennzeichnet das Pranayama, das bei PTBS eingesetzt wird?

Das Pranayama, das man bei PTBS übt, wird mit Willenskraft gegen den Atemreflex durchgeführt. Wir haben es hier nicht mit dem vollkommen mühelosen Anhalten des Atems aus dem klassischen Yoga zu tun. Traumaklienten müssen dort abgeholt werden, wo sie stehen, und das heißt: Meist müssen sie konkrete Defizite nachholen, bevor sie klassisches Yoga (und damit auch klassisches Pranayama) üben können. Berücksichtigt man diesen Umstand nicht, könnte der Klient durch klassisches Pranayama erheblich überfordert werden und seine Depression könnte sich sogar noch verschlimmern.

Hier zeigt sich auch, dass eine spezielle Ausbildung nötig ist, um mit Indikationsgruppen arbeiten zu können. Eine normale Ausbildung zum Yogalehrer ist hier in keinem Fall hinreichend.

4. | Der Pranayama-Effekt

4.1 Affekttoleranz

4.1.1 Wie der Pranayama-Effekt die Affekttoleranz stärkt

Der Affekttoleranz kommt in der Traumatherapie eine zunehmende Bedeutung zu. Laut S3-Leitlinie (Posttraumatische Belastungsstörungen) der Arbeitsgemeinschaft der Wissenschaftlichen Medizinischen Fachgesellschaften in Deutschland (AWMF) wird mangelnde Affekttoleranz als Kontraindikation für kognitive Verfahren in der Traumatherapie angeführt. Yoga hingegen zeichnet sich laut der jüngsten Forschung als wirksame Methode in der Traumatherapie ab. Zum Yoga gehören auch die Atemtechniken (Pranayama), deren Ziel die Stärkung der Affekttoleranz ist.

Letzteres wird u.a. über den Umweg der intentionalen Atemreflex-Hemmung erreicht und kann durch Elemente der kognitiven Umstrukturierung zusätzlich erhöht werden. Durch eine höhere Affekttoleranz lassen sich PTSD-Symptome reduzieren.

Wie lässt sich nun dieser Pranayama-Effekt erklären? Hier spielen im Wesentlichen drei Prozesse eine Rolle:
1. das Hemmen von Reflexen,
2. der Zusammenhang zwischen Affektintensität und Reflexauslöseschwelle
3. und die Wahrnehmungsfähigkeit.

Zur Erklärung des Effekts der Hemmung können zwei Wege eingeschlagen werden. Im ersten Erklärungsansatz geht man von einer hierarchischen Reflex-Hemmung aus, in der der Atemreflex eine übergeordnete Struktur darstellt. Wird diese gehemmt, wirkt sich das auch auf die anderen Reflexe aus. Konkret bezogen auf Pranayama bedeutet das, dass durch intentionale Hemmung des Atemreflexes auch beide Überlebensreflexe (Kampf-Flucht-Reflex und Erstarrungsreflex) gehemmt werden.

Der zweite Weg besteht darin, die Hemmung des Kampf-Flucht-Reflexes und des Erstarrungsreflexes jeweils einzeln durch konkrete Teilprozesse des Pranayama darzustellen. So lässt sich die Hemmung des Kampf-Flucht-Reflexes konkret durch die Barrozeptorenkompression während des Kinnverschlusses (Drücken des Kinns gegen das Brustbein) bei Jalandhara-Bandha erreichen. Die Hemmung des Erstarrungsreflexes zeigt sich konkret bei zwei Prozessen des Pranayama: 1) beim Kapalabhati, einer Pranayama-Vorübung, die eine Herzfrequenzvariabilität erzeugt, welche ihrerseits nur eine ventral-vagale Aktivierung zulässt (Porges 2010), und 2) durch konkrete Bandhas, also motorische Kontraktionen spezieller Muskeln. Es gibt das

Jalandhara-Bandha, bei dem durch Kontraktion des Schluckmuskels der Tonus der Magenmuskulatur erhöht wird, und es gibt das Muladhara-Bandha, bei dem es durch Kontraktion der Schließmuskeln zu einer Tonuserhöhung im Darmbereich kommt. Beide Tonuserhöhungen hemmen die Ausweitung der Übelkeit und der Defäkation, welche zum Symptombereich des Erstarrungsreflexes gehören.

Die Steigerung der Affekttoleranz ist die Voraussetzung für die weitere traumatherapeutische Arbeit, denn dann gibt es weniger Komplikationen bei der Konfrontation mit traumatischen Erinnerungen.

Die neuronale Grundlage für die Steigerung der Affekttoleranz – und damit der zweite der o. g. Prozesse – ist die Anhebung der Auslöseschwelle für den Atemreflex. Dieser Effekt soll ausführlich dargestellt werden, insbesondere was die Verschiebung der Kohlendioxid-Antwortkurve betrifft.

In beiden Grafiken in Abbildung 4.1 sind die Kohlendioxid-Antwortkurven dargestellt. Es handelt sich um Kurven von unterschiedlichen Personen. Die Person in der linken Antwortkurve betreibt öfter *Hypoventilation*, zum Beispiel dadurch Apnoetauchen, Pranayama o. Ä. Die Person in der rechten Antwortkurve betreibt öfter *Hyperventilation*, entweder weil sie häufiger Panikattacken erleidet oder generell sehr schnell atmet. Entscheidend ist hier die Erkenntnis, dass das Atemzentrum auf das Atemverhalten reagiert, indem es seine Antwortkurven jeweils nach rechts oder nach links verschiebt. Anders ausgedrückt: Bei häufigem Praktizieren von Pranayama (oder anderen Hypoventilationsformen) steigt die Auslöseschwelle für den Atemreflex an. Umgekehrt verhält es sich bei Formen der Hyperventilation: Hier sinkt die Auslöseschwelle für den Atemreflex weiter ab.

Die dargestellten Kurven beruhen nicht auf Messwerten, sondern auf klinischen Verhaltensbeobachtungen.

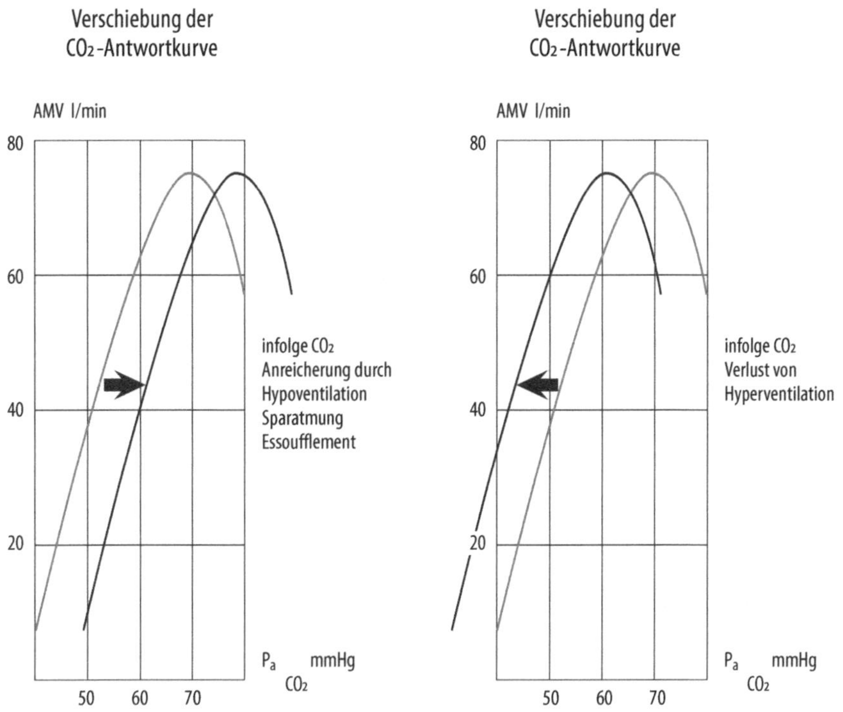

Abbildung 4.1: Verschiebung der CO_2-Antwortkurve
Bild 1: Verschiebung nach rechts, Bild 2: Verschiebung nach links

4.1.2 *Der Vorgang der emotionalen Kapazitätserweiterung*

Die Widersprüchlichkeit im Erleben auszuhalten und darin einen Wachstumsgewinn zu sehen – das ist eine der größten Herausforderungen im menschlichen Dasein. Um diesen Prozess zu verstehen, ist es hilfreich, zwei Begriffe einzuführen.

Der erste ist die *Kapazität für emotionale Erfahrung.* Wie viel Kapazität hat ein Mensch, um Emotionen auszuhalten? Hiermit ist sowohl die Intensität, die Vielzahl, die Widersprüchlichkeit als auch die Aversivität von Emotionen gemeint. Es kann sich um eine Emotion oder aber auch um mehrere Emotionen gleichzeitig handeln, die im Widerspruch zueinander stehen. Sie können intensiv oder schwach ausgeprägt sein und letztendlich können sie auch extrem unangenehm, also aversiv sein.

Am liebsten meiden wir solche Erfahrungen und dennoch kann es wertvoll sein, sie auszuhalten. Warum? Das Wachstum der emotionalen Kapazität liefert hierfür eine Erklärung. Erstere geht aber ganz klar nur damit einher, wie angemessen und gezielt wir uns diesen Erfahrungen stellen.

An dieser Stelle kommt der zweite Begriff hinzu: die *„Expansion" von Erfahrung.* Wenn ich mich einer inneren Erfahrung stelle und sie so allmählich größer werden lasse, expandiert diese Erfahrung. Nach und nach bekommt sie innerlich mehr Raum. Man kann es so auf den Punkt bringen: Je mehr wir Erfahrungen expandieren lassen, desto mehr wächst die emotionale Kapazität. Für diesen Prozess ist eine hinreichende Affekttoleranz notwendig, die zum Teil durch Pranayama erreicht wird; Pranayama stellt hierfür den neuronalen Bedingungsrahmen. Die Einsicht, dass dieser Prozess nützlich ist und heilend wirken kann, stellt den kognitiven Anteil der Affekttoleranz dar.

4.1.3 Der Vorgang der Expansion

Die Expansion einer inneren Erfahrung bis an den Rand der emotionalen Kapazität ist die Voraussetzung dafür, dass die emotionale Kapazität wachsen kann. Wie aber funktioniert die Expansion einer Erfahrung? Dafür kann man sich vorstellen, wie die zunächst in einer sehr begrenzten Körperregion vorherrschende Erfahrung sich auf die umliegenden Körpergebiete ausdehnt. Die Erfahrung von Druck im Oberbauch kann beispielsweise expandieren, indem der gefühlte Druck sich nach und nach auf Unterbauch und Brustkorb ausdehnt und sich dabei in seiner Intensität abschwächt.

Leider ist der Vorgang in der Praxis nicht immer so einfach, wie er hier beschrieben wird. Er setzt eine gewisse Suggestibilität und eine gewisse Konzentrationskraft voraus. Letztere wird durch Pranayama verbessert. Die Suggestibilität geht hier ganz eindeutig mit der Affekttoleranz einher. Wenn man die Affekte „Druck im Oberbauch" nicht toleriert, kann man sich auch nicht Erfolg versprechend suggerieren, dass sich diese Erfahrung ausdehnt.

Eine zweite Schwierigkeit besteht darin, ein einleuchtendes Bild vor Augen zu haben, mithilfe dessen man sich besser vorstellen kann, wie die umliegenden Körperzellen diese Expansion unterstützen. Das Bild eines Vogelschwarms kann hier sehr hilfreich sein. Werden Stare durch einen Bussard bedroht, fliegen sie in einer bestimmten Schwarmformation sehr eng beieinander. Mit seiner großen Flügelspannbreite hat der Bussard keine Chance, die Vögel zu attackieren; er würde abstürzen. Deshalb meidet er den Schwarm und die Stare überleben. Diese teilen die Angst vor Greifvögeln und die Energie, die durch die Bedrohung entsteht, lenken sie um in alle umherfliegenden Stare, sodass alle diese Erfahrung teilen und als Schwarm gemeinsam reagieren.

Die Klienten vergleichen ihre Körperzellen mit den Staren und konzentrieren sich auf dieses Bild. So hilft ihnen dieses Naturphänomen, besser an den Zusammenhalt ihrer Körperzellen zu glauben. Die suggestive Kraft hängt sehr davon ab, ob das jeweils verwendete Bild akzeptiert wird. Ist die Akzeptanz einmal erreicht, steigen auch die Selbstwirksamkeitsanteile des Klienten weiter an.

4.2 Die Wirkung der intentionalen Atemreflex-Hemmung auf Überlebensreflexe

An dieser Stelle sei noch einmal auf das Dilemma der Psychotraumatherapie hingewiesen: Entspannt man erfolgreich einen Klienten mit einer Posttraumatischen Belastungsstörung (PTBS), der gerade eine sympathische Übererregung erlebt, kann der Arousal so stark absinken, dass der Erstarrungsreflex einsetzt. Und umgekehrt: Wenn die therapeutische Intervention einen Klienten in die Aktivierung bringen soll, kann ein zu starkes Arousal den Kampf-Flucht-Reflex aktivieren. Der Pranayama-Effekt leistet hier eine entscheidende Hilfe, indem er nicht am Erregungsniveau der Vitalfunktionen (Herzfrequenz, Atemfrequenz) ansetzt und auch nicht am Muskeltonus, sondern direkt zentralnervös an den Reflexzentren und diese über eine intensive kortikale Intention hemmt.

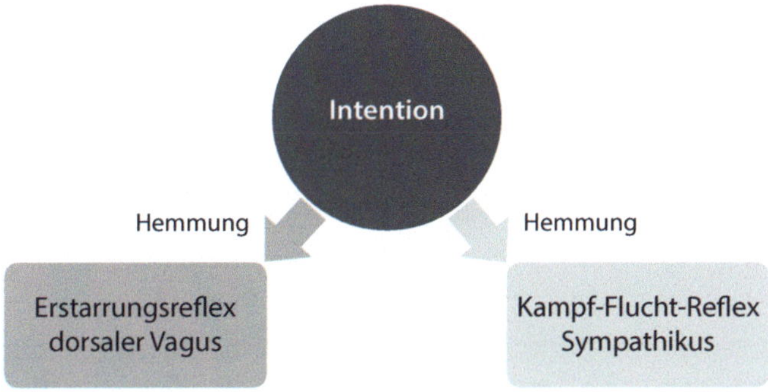

Abbildung 4.2: Intentionale Atemreflex-Hemmung und Überlebensreflexe

4.3 Der Pranayama-Effekt I: Synchrone Hemmung

Abbildung 4.3 zeigt eine Gesamtübersicht über den Pranayama-Effekt I (Top-down-Strategie) und den Pranayama-Effekt II (Bottum-up-Strategie). Synchrone Hemmung bedeutet, dass sowohl der Kampf-Flucht- als auch der Erstarrungsreflex gleichzeitig (also synchron) gehemmt werden. Die therapeutische Bedeutung beschreibt Peter A. Levine (2013, S. 82) folgendermaßen: „… dass der eigentliche Schlüssel zur Auflösung eines Traumas darin besteht, Angst[2] und Immobilität[3] entkoppeln zu können." Folglich muss ein therapeutisches Setting sicherstellen, dass bei einer Reduktion der dorsal-vagalen Aktivierung gleichzeitig die symphytische Aktivierung reduziert wird. Dies ist in dem Maße nötig, wie es für die weitere therapeutische Behandlung von Nutzen ist, durch Dissoziation abgespaltene Erfahrung integrieren zu können. Levine schreibt weiter: „Die Trennung dieser beiden Komponenten (Angstreaktionen und Erstarrungsreaktionen) unterbricht die Feedbackschleife, welche die Traumareaktion immer wieder von Neuem entfacht. Das ist nach meiner Überzeugung der Stein der Weisen für eine fundierte Trauma-Therapie" (Levine 2013, S. 84).

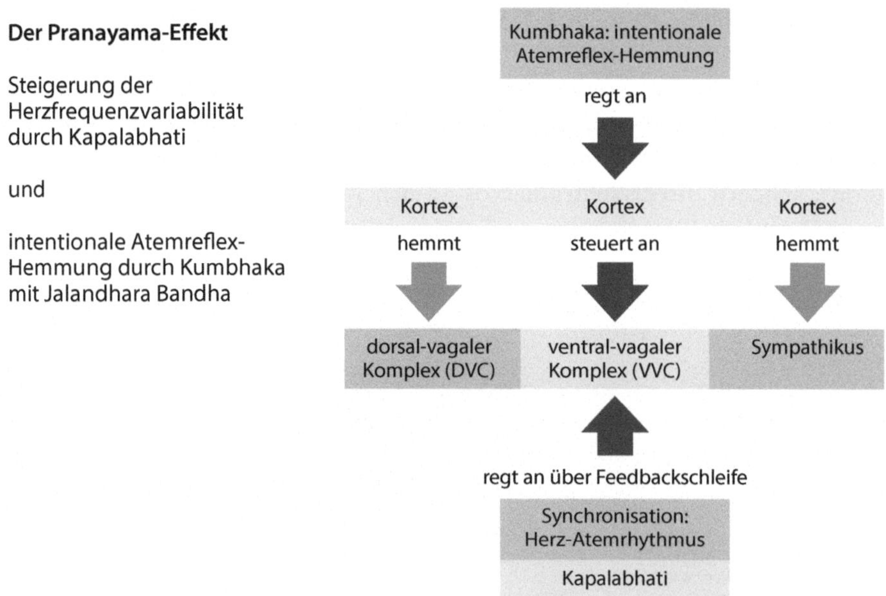

Abbildung 4.3: Gesamtübersicht Pranayama-Effekt I + II

2 Angst: kann an dieser Stelle gleichgesetzt werden mit dem Kampf-Flucht-Reflex.

3 Immobilität: Begriff von Levine, der an dieser Stelle gleichgesetzt werden kann mit dem Erstarrungsreflex.

Diese intentionale Atemreflex-Hemmung behindert die Auslösung *beider* Überlebensreflexe; sowohl Hemmung des Kampf-Flucht-Reflexes als auch die Hemmung des Erstarrungs-Reflexes sind der Kern des Pranayama-Effekts. Durch ihn ist es möglich, in der Traumatherapie mit Klienten zu arbeiten, ohne dass sie von einem Überlebensreflex in den anderen hin und her pendeln. Durch den Pranayama-Effekt wird das von Levine beschriebene Dilemma deutlich abgemildert.

4.4 Der Pranayama-Effekt II: Die Erzeugung von Herzfrequenzvariabilität

Ohne das Herz geht nichts, auch nicht im Pranayama. Vor der Atemreflex-Hemmung wird die Herzfrequenzvariabilität bzw. die Schwingungsfähigkeit des Herzens (vgl. Kapitel 1) mittels Kapalabhati hergestellt.

Das Herz soll so in den Zustand gebracht werden, mit dem Atemrhythmus mitzuschwingen, weshalb die Atemfrequenz von Kapalabhati nahe bei der üblichen Herzfrequenz liegt. Beim Ausatmen während Kapalabhati wird ein nach innen gerichteter Druck im Oberbauch erzeugt, der sich auf die untere Hohlvene auswirkt. Dort entsteht ebenfalls mehr Druck. Dadurch drückt sich venöses Blut aus der unteren Hohlvene nach oben Richtung Herz. Das Herz registriert diese blutführende Druckwelle und öffnet sich sinnvollerweise genau dann, wenn es von ihr erreicht wird. Durch die Öffnung gelangt mehr Blut ins Herz und es schwingt deshalb nach einiger Zeit mit dem Atemrhythmus. Das spürt auch der Übende, denn er kann diesen Atemrhythmus beim Kapalabhati unendlich lang – weil mühelos – durchführen.

Das Herz sendet diesen neuen Zustand der Herzfrequenzvariabilität als viszerales Signal an den Hirnstamm. Dieser ist dadurch nicht in der Lage, eine dorsal-vagale Aktivierung aufrechtzuerhalten, wenn das Herz im Zustand der Herzfrequenzvariabilität ist, und schaltet infolgedessen um in den ventral-vagalen Zustand.

Diese Umschaltung ist die neuronale Voraussetzung für das Praktizieren der intentionalen Atemreflex-Hemmung. Sie stellt sicher, dass der Erstarrungsreflex durch das Nichtatmen nicht noch weiter verstärkt wird.

Das Herstellen der Herzfrequenzvariabilität (siehe Abbildung 4.4) ist also der zweite wichtige Aspekt des Pranayama-Effekts. Für die Yogis war das so bedeutend, dass sie die Übung Kapalabhati in den Kreis der Pranayama-Übungen aufnahmen, obwohl hier das Pranayama-Kernmerkmal des Atemanhaltens (Kumbhaka) fehlt. Doch angesichts der Bedeutung der Herzfrequenzvariabilität wird das verständlich.

In der Forschung zu den Traumafolgen hat sich das Fehlen der Herzfrequenzvariabilität als entscheidender organismischer Marker für das Vorliegen einer Traumatisierung herauskristallisiert. Kapalabhati einzuüben ist deshalb der Dreh- und Angelpunkt in der Vorbereitung des Pranayama-Effekts und für seine spätere Wirkung.

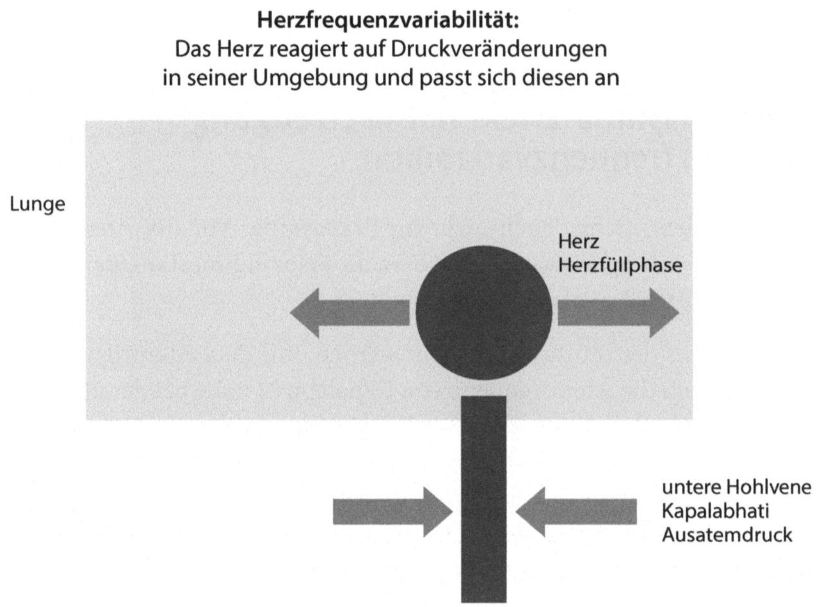

Abbildung 4.4: Herstellung der Herzfrequenzvariabilität

In Abbildung 4.5 ist der zeitliche Ablauf von Kapalabhati dargestellt. Zunächst werden durch die Ausatmung die Oberbauchmuskulatur und die Muskeln zwischen den Rippen, die Interkostalmuskeln, kontrahiert. Der Oberbauch und die Flanken ziehen sich so etwas nach innen. Durch diese nach innen gerichtete Bewegung entsteht auch ein Druck nach innen, der sich bis zur unteren Hohlvene fortsetzt. Das hier enthaltene venöse Blut wird durch diese Druckwelle nach oben in Richtung Herz gedrückt. Dieses bemerkt die Druckschwankung und öffnet infolgedessen die Herzklappen der Vorhöfe, welche sich so füllen können. Der Zustand der Diastole (= Entspannungs- und Füllungsphase der Herzkammern) besteht so lange, bis sich die Vorhöfe vollständig gefüllt haben und sich dann schließen. Währenddessen atmet der Klient passiv ein, indem er die Muskulatur des Oberbauchs und die Interkostalmuskeln loslässt. Das Herz geht danach in die Systole (= Anspannungs- und Austreibungsphase der Herzkammern), wodurch es das Blut aus seinen Kammern in den großen und den kleinen Kreislauf pumpt. Wenn durch Kapalabhati erneut die Ausatmung einsetzt, wiederholt sich dieser Ablauf.

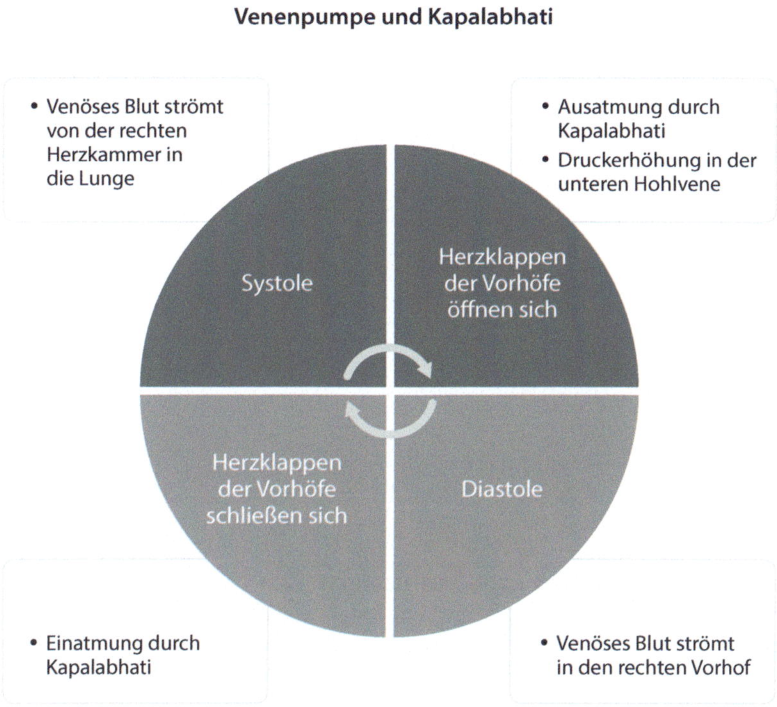

Abbildung 4.5: Kapalabhati – zeitlicher Ablauf

Soweit zur physiologischen Wirkung von Kapalabhati. Doch wie wirkt es neuronal auf den Hirnstamm?

Sobald sich der Übende im Kapalabhati in einen mühelosen Atemrhythmus befindet, hat auch die Umschaltung vom dorsalen motorischen Nukleus (DMNX) auf den Nukleus Ambiguus (NA) stattgefunden. Durch diese Umschaltung ist die Vorbereitung auf die intentionale Atemreflex-Hemmung erfolgreich abgeschlossen.

Viszerale Feedbackschleife schaltet um auf VVC

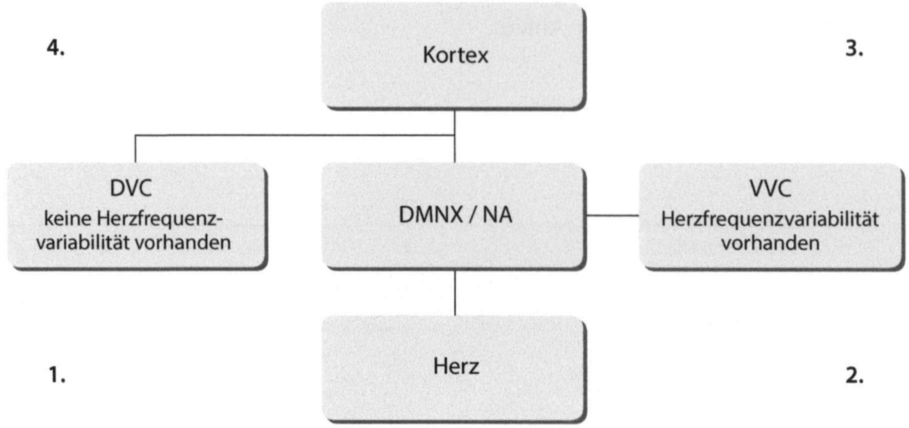

Legende:
1. Herz- und Atemrhythmus synchronisieren sich
2. Herz erreicht Zustand der Herzfrequenzvariabilität
3. Herzfrequenzvariabilität bewirkt Umschaltung auf den Nucleus Ambiguus (NA) und damit eine Aktivierung des VVC
4. Aktivierung des VVC ist die Voraussetzung für Pranayama

Abbildung 4.6: Neuronale Wirkung von Kapalabhati

Pranayama heißt: Leben und nicht sterben

Auf die Bedeutung des Wortes Pranayama bin ich bereits in Kapitel 1 eingegangen und dass es in einigen Schulen des Yoga mit Energielenkung übersetzt wird. Das ist, bezogen auf eine Aktivierung des Präfrontalkortexes, auch nachvollziehbar.

In anderen Schulen des Yoga wird Pranayama mit „Nicht-Sterben" übersetzt: Prana = Leben, Yama = Tod. In ihrer extremen Ausprägung ist die Dissoziation die Flucht des Klienten aus der Bedrohung, die, damit er die körperlichen Leiden nicht bewusst ertragen muss, bis zum Verlassen des Körpers gehen kann. Das Thema Tod und Sterben ist also mit dem Thema Trauma eng verbunden und Pranayama bedeutet: „Leben und nicht sterben!" Die Entscheidung, den Erstarrungsreflex zu hemmen, kann mit der Entscheidung, „leben zu wollen", gleichgesetzt werden. Damit sind wir in der Ausübung von Pranayama bei traumatisierten Klienten ganz nah an dieser Wortbedeutung.

4.5 Der langfristige Pranayama-Effekt

Laut Hebb (1949) verbinden sich Neuronen, wenn sie gleichzeitig aktiviert sind. Daraus lässt sich schließen: Finden traumatische Aktivierungen im dorsal-vagalen Komplex (DVC), in der Amygdala und in den ihr nachgeschalteten Arealen statt und werden gleichzeitig Wahrnehmungs- und Denkprozesse im Präfrontalkortex aufrechterhalten, führt dies zu synaptischen Verbindungen im gesamten zentralen Nervensystem. Es entstehen große Netzwerke und die Konnektivität im Nervensystem nimmt zu. Auf diese Weise wird das neuronale System robuster gegenüber starken Signalen wie Affekten und Emotionen.

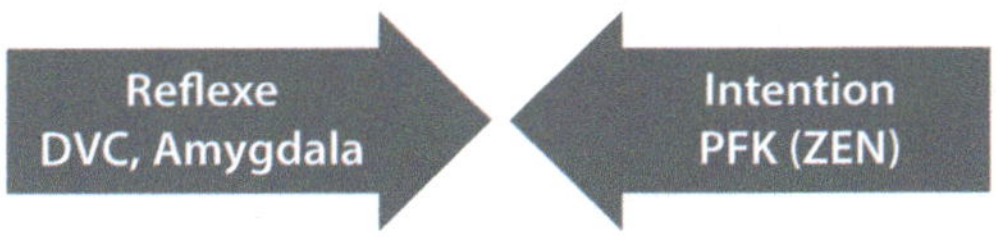

Abbildung 4.7: Der langfristige Pranayama-Effekt: Netzwerke wachsen

4.6 Netzwerkwachstum durch achtsamkeitsbasierte Übungen: intrinsisch funktionelle Konnektivität (IFK)

Die Konnektivität im Gehirn ist Gegenstand der aktuellen neuronalen Forschung. So wurde beispielsweise festgestellt, dass achtsamkeitsbasierte Übungen zu Veränderungen in der Konnektivität führen (s. Abbildung 4.8).

Nach einigen Wochen Achtsamkeitspraxis entsteht eine Vernetzung zwischen dem Ruhezustandsnetzwerk (Default Mode Network – DMN) und dem zentralen Exekutiv-Netzwerk (ZEN), und zwar aufgrund einer höheren Korrelation zwischen den beiden Netzwerken, welche entsteht, wenn beide synaptisch stärker miteinander verbunden sind. Dieses neue, größere Netzwerk bezeichnen Neurologen als intrinsisch funktionelle Konnektivität (IFK).

Ein weiteres Forschungsergebnis bezieht sich auf das Salienz-Netzwerk (SN), das ein stetiges Switchen zwischen DMN und ZEN initiiert. Die Verknüpfung zwischen dem SN und dem DMN wird durch achtsamkeitsbasierte Übungen schwächer. Daraus lässt sich folgern: Wer achtsamkeitsbasierte Übungen praktiziert, ist weniger sprunghaft in seiner Aufmerksamkeitslenkung und kann seine Aufmerksamkeit besser fokussieren. Wie Achtsamkeitsübungen beinhaltet auch das Üben von Pranayama ein stetiges achtsames Beobachten innerer Vorgänge während und nach der

Durchführung. Aus diesem Grund ist auch Pranayama zu den achtsamkeitsbasierten Übungen zu zählen und es ist zu erwarten, dass sich ebenfalls entsprechende Veränderungen der Netzwerke finden lassen.

Zur tiefer gehenden Beschreibung des Pranayama-Effekts soll hier ein neuronales Modell der Regulation dargestellt werden: Zwischen Präfrontalkortex und den Reflexzentren (Hirnstamm, Amygdala, usw.) entsteht durch Pranayama eine erhöhte Konnektivität, da während Pranayama beide Bereiche gleichzeitig intensiv aktiviert sind. Es ist vorstellbar, dass sich dadurch das Zentral-Exekutiv-Netzwerk (ZEN) bis zu den Strukturen der Amygdala und des DMM ausdehnt und erweitert. Die weiteren Zusammenhänge zwischen Präfrontalkortex und dem Körper (Organe, Muskeln, Faszien) sowie zwischen Reflexzentren und dem Körper (siehe Abbildung 4.8) werden in den Kapiteln 5 („Pratyahara") und 6 („Asana") dargestellt.

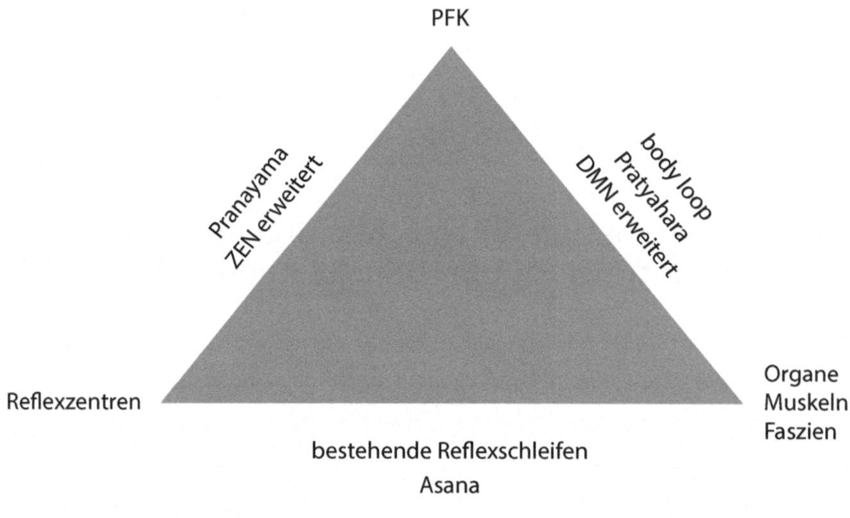

Abbildung 4.8: Neuronales Modell der Regulation

4.7 Das Verhältnis zwischen Erregung und Leistung

Seit nunmehr über 100 Jahren gilt der Zusammenhang zwischen Leistung und Erregung, wie er von Yerksen und Dodson im Jahr 1908 dargestellt wurde (siehe Abbildung 4.9). Kognitive Leistung ist zweifelsohne davon abhängig, wie gut die Wahrnehmungsfähigkeit ist. Ohne Wahrnehmungsfähigkeit reagieren wir nicht auf real wahrgenommene Reize, sondern lediglich auf unsere Vorstellung von der Außenwelt. Wenn unsere Vorstellung „danebenliegt" – was sehr häufig der Fall ist –, sinkt unsere kognitive Leistungsfähigkeit. Wir machen mehr Fehler.

Wenn Pranayama in der Lage ist, die Wahrnehmung unabhängig von der Erregung zu steigern, müsste das an dem umgekehrt U-förmigen Verhältnis der Yerksen-Dodson-Kurve deutlich werden. Sprich: Der Graph nimmt einen anderen Verlauf. Dies gilt natürlich nur für Klienten, die aktuell mit Pranayama geübt haben; bei anderen ändert sich die Kurve von Yerksen & Dodson nicht.

Bei traumatisierten Klienten ist das Plateau des oberen Teils der umgekehrten U-Kurve kürzer, da sie eine verminderte Affekttoleranz aufweisen. Der Zusammenhang zwischen Affekttoleranz und Wahrnehmungsfähigkeit und letztendlich kognitiver Leistungsfähigkeit wird klarer ersichtlich, wenn wir uns den Zusammenhang zwischen Affekt und Reflex (siehe 2.13) in Erinnerung rufen. Im Pranayama ergibt sich wieder ein anderes Bild, welches hier genauer betrachtet werden soll.

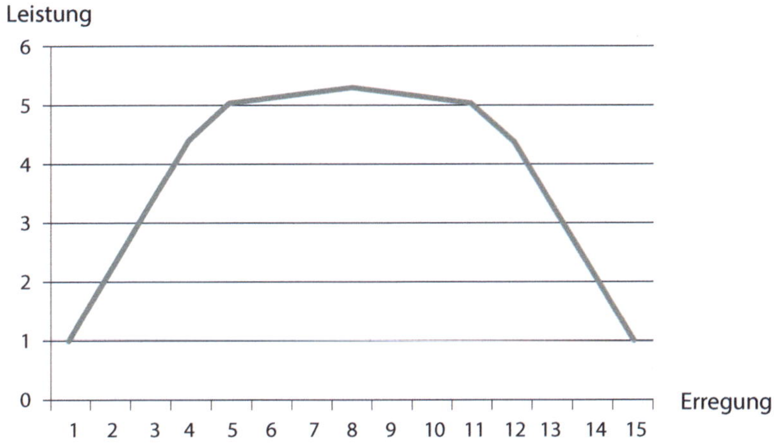

Abbildung 4.9: Der Zusammenhang zwischen Leistung und Erregung (Yerksen & Dodson 1908)

Wie könnte der Pranayama-Effekt sich auf die Yerksen-Dodson-Kurve auswirken?

Der Pranayama-Effekt zeigt uns, dass das Verhältnis zwischen Erregung und Leistung nicht so festgeschrieben ist, wie es sich aus der Yerksen-Dodson-Kurve ergibt. Wenn ein Klient Pranayama geübt hat, hebt sich der linke Schenkel des umgekehrten Us an, sodass sich ein anderes Verhältnis zwischen Erregung und Leistung ergibt (siehe Abbildung 4.10). Der durch Pranayama veränderte neuronale Zustand hat Auswirkungen auf das Leistungsniveau. Seine Höhe ist nicht mehr ausschließlich von einer mittleren Erregungssituation abhängig, sondern das Niveau kann auch bei niedrigen Erregungsleistungen hoch bleiben.

Die in Abbildung 4.9 dargestellte Anhebung des linken Schenkels beruht nicht auf Messergebnissen. Die Form der Grafik wurde hier benutzt, um deutlich zu machen, wie die Annahme besser vorstellbar zu machen, dass es eine Auswirkung auf die Kurve gibt.

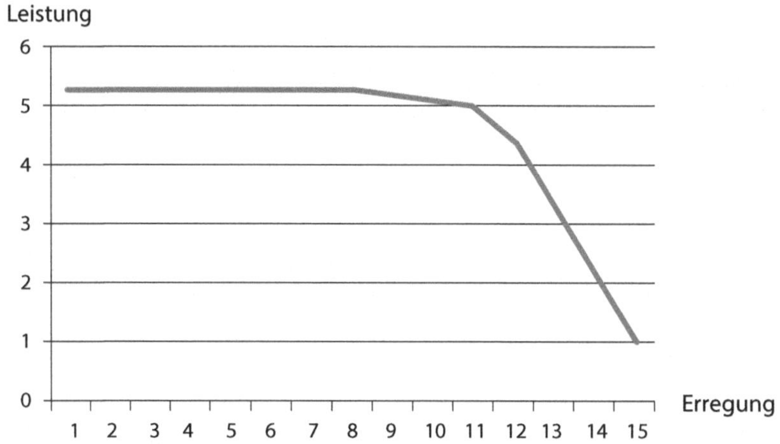

Abbildung 4.10: Angenommene Auswirkung von Pranayama auf die Yerksen-Dodson-Kurve

Dass der Graph sich tatsächlich wie dargestellt verändert, müsste erst nachgewiesen werden. Sollte sich jedoch herausstellen, dass der grundsätzliche Zusammenhang zwischen Erregung und Leistung durch übende Verfahren wie Pranayama beeinflussbar ist, so ergeben sich daraus möglicherweise vielfältige Anwendungsmöglichkeiten, auch für Therapien anderer Störungen, wie z. B. ADHS. Bei ADHS stimuliert man mithilfe von Medikamenten (z. B. Ritalin) die kortikale Leistungsfähigkeit. Möglicherweise ist aber mit Pranayama dieselbe Wirkung zu erreichen.

Auch andere Verfahren, beispielsweise Feldenkrais, Body-Mind-Centering, Somatic Experiencing, Hakomi, Atemarbeit nach Middendorf, Qi-Gong, Tai-Chi und u. v. a. m., bewirken ähnliche Veränderungen. Immer ist es jedoch schwierig, die Bedeutung dieser Verfahren mithilfe westlicher intellektueller Kategorien zu erfassen. Für Pranayama zumindest soll dieses Buch das leisten.

In den letzten Jahren zeichnet sich eine steigende Akzeptanzrate für körperorientierte Verfahren ab. Auch die seriöse und gut etablierte Deutschsprachige Gesellschaft für Psychotraumatherapie (DeGPT) hat im Jahr 2016 hierzu eine Arbeitsgruppe eingerichtet, in der vor allem an Yoga als Verfahren gearbeitet wird, ob und wie es in der Traumatherapie zum Einsatz kommen kann. Ebenso wird derzeit die Leitlinien-Traumatherapie überarbeitet und es bleibt abzuwarten, wie viel Yoga demnächst dort auftaucht. Aus diesem Grund sind auch die grundsätzlichen Überlegungen zur Wirksamkeit von Pranayama für die Zukunft von Bedeutung.

Doch zurück zum Ausgangspunkt: Wenn die Wahrnehmung tatsächlich zunimmt, dann stellt sich sofort die nächste Frage, nämlich: Wofür kann die gesteigerte Wahrnehmungskraft sinnvollerweise eingesetzt werden? Im Yoga finden wir ganz schnell die Antwort: zur Förderung der Unterscheidungskraft.

4.8 Unterscheidungskraft zwischen Wahrnehmen und Denken

Um zwischen Wahrnehmung und Denken unterscheiden zu können, benötigen wir eine spezielle Aufmerksamkeit, die aufpasst, wo die normale Aufmerksamkeit hingeht: In die Wahrnehmung? Oder in das Denken über die wahrgenommenen Inhalte?

Im Yoga vollendet sich der Pranayama-Effekt, wenn unmittelbar nach dem Üben von Pranayama diese spezielle Aufmerksamkeit entsteht. Ein günstiger Moment hierfür ist gegeben, wenn direkt nach der intentionalen Atemreflex-Hemmung der Präfrontalkortex einen hohen Grad der Aktivierung erreicht. Zu Beginn der Therapie können Klienten ihren Körper überhaupt nicht oder nur in geringem Ausmaß wahrnehmen. Sobald sie körperliche Affekte spüren, besteht schnell die Gefahr, dass Reflexe ausgelöst werden, die das Geschehen noch verstärken. Leicht kann es zur Überflutung mit Angst und Hilflosigkeit kommen und am Ende dissoziieren die Klienten.

Das gewünschte Therapieziel ist ein Präfrontalkortex, der höhere Dosen an Affekten robust wahrnehmen kann. Die Voraussetzungen hierfür sind eine deutlich abgesenkte Reflex-Auslöseschwelle und ein deutlich aktiverer Präfrontalkortex, der es gewohnt ist, auch bei Hypoxie weiter in vollem Umfang zu funktionieren. Sind diese Voraussetzungen erfüllt, besteht die Fähigkeit für ein größeres Containment von Angst, Hilflosigkeit, Kontrollverlustgefühlen, Verunsicherung und diversen Affekten im Körper. Wenn ich wahrgenommenes Material nicht bewerte, wenn ich also vollständig in der Wahrnehmung bleibe und jeden Ansatz zum Denken mittels hoher Unterscheidungskraft sofort unterbinden kann, um weiter in der Wahrnehmung zu bleiben, dann steigt meine Fähigkeit für Containment deutlich an.

Diese Unterscheidung wird am Ende des Pranayama geübt. Im Unterschied zur konventionellen Psychotherapie wird also in der körperorientierten Traumatherapie bzw. in der Yogatherapie ein Üben der Unterscheidungskraft nach dem praktischen Üben von Pranayama durchgeführt und danach im Prozess des Pratyahara (mehr dazu in Kapitel 5) angewendet.

4.9 Exkurs: Holotropes Atmen

Beim Holotropen Atmen nach Stanislav Grof geht man, aus der Pranayama-Perspektive betrachtet, den umgekehrten Weg. Es gibt zwar genügend Pranayamaübungen, die ebenfalls Formen der Hyperventilation beinhalten, aber dennoch ist das Holotrope Atmen eine eigenständige Therapieform, die an dieser Stelle wertschätzend erwähnt werden soll.

Im Holotropen Atmen beschleunigt der Klient seinen Atem auf unterschiedliche Art und Weise. Am Ende steigert er in jedem Fall sein Atemminutenvolumen erheblich, sodass wir von Hyperventilation sprechen können. Dieser Zusammenhang ist in den einschlägigen Werken (Grof 1989) unstrittig. Die Erregung des Klienten nimmt erheblich zu. Im Verlauf dieser Konfrontation mit Hyperventilation und der daraus entstehenden Hypokapnie, dem Abatmen von Kohlendioxid, entstehen deutliche Affekte und Emotionen, die der Geschichte des Klienten entsprechen und seine entwicklungs- und schocktraumatischen Erlebnisse reaktivieren können.

Von der Körperzelle aus betrachtet geschieht Folgendes: Die Umgebung der Zelle wird durch jede Form der Hyperventilation so verändert, dass die Konzentration von Kohlendioxid sinkt. Darauf reagiert die Zelle, als wäre es für sie eine Bedrohung. Die Bedrohungsreaktionen finden auf mindestens drei Ebenen statt.

1. Es kommt zu einer Reduktion des Stoffwechsels, was bis zur gänzlichen Einstellung reichen kann (Kohlendioxidreduktion).
2. Die Zelle zieht sich zusammen (Zellkonstriktion).
3. Die Zelle gibt in ihr enthaltene emotionale Ladungen ab (aufgrund von Lernprozessen sind Ängste an genau diesen Zustand der Zellkonstriktion und des Herabsinken des Kohlendioxides konditioniert). Diese emotionale Ladung, besonders in Form von Angst, bekommt nun Raum und wird bewusst. Es werden auch die damit verbundenen Transmitter ausgeschüttet (u. a. Noradrenalin). Gleichzeitig wird aufgrund der willentlichen Hyperventilation das zentrale Exekutiv-Netzwerk enorm aktiviert. Auch hier werden die damit verbundenen Transmitter ausgeschüttet (u. a. Dopamin).

Das Containment dieses Vorgangs ist die besondere Kunst der Therapeuten, die mit Holotropem Atmen arbeiten. Der Klient wird von Sitzung zu Sitzung robuster in seinem Bewusstseinszustand und kann starke Affekte und Emotionen erleben, ohne vollständig in die Dissoziation abzudriften. Am Ende bleibt er vollkommen bewusstseinsklar. Wenn wir diese Beschreibung auf das umgekehrt u-förmige Verhältnis von Yerksen und Dodson überführen, ergibt sich eine Anhebung des rechten Schenkels (siehe Abbildung 4.11).

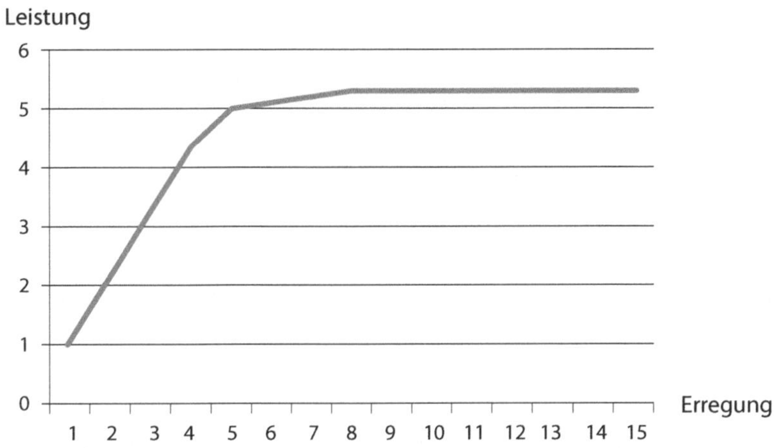

Abbildung 4.11: Der Effekt des Holotropen Atmens

Bei zunehmender Erregung senkt sich der Graph nicht mehr, die perzeptiven und kognitiven Leistungen bleiben erhalten. Das Holotrope Atmen ist daher eine sinnvolle Ergänzung zum Pranayama und erweitert die Grenzen der Belastbarkeit für den Klienten auf der Seite der hohen Erregung. Die Kombination beider Verfahren ermöglicht es dem Klienten, unabhängig von seinem Erregungszustand also sowohl bei extrem niedrigen als auch bei extrem hohen Erregungszuständen bewusstseinsklar, aufnahmefähig und angemessen interagieren zu können. Ich empfehle deshalb die Methode des Holotropen Atmens in Ergänzung zu Pranayama.

4.10 Exkurs: Bodynamic nach Lisbeth Marcher

Um die Wirkung von Pranayama möglichst vollständig zu beschreiben, ist ein Exkurs in die Körperpsychotherapie notwendig. Bodynamic ist ein körpertherapeutisches Verfahren, das auf Lisbeth Marcher (2010) zurückgeht und in dem man den Zusammenhang zwischen Muskulatur und Emotionen nutzt.

Muskeln haben unter anderem die Funktion, Emotionen bewusster zu erleben und die Emotionen auch aushalten zu können. Genauer gesagt: Muskeln unterstützen uns dabei, Emotionen erleben und aushalten zu können. Der Zustand des Muskels spielt hier eine entscheidende Rolle. Der Muskel sollte einen ausgewogenen Muskeltonus haben. Ausgehend von diesem funktionalen Zusammenhang gibt es in der Bodynamic eine Auflistung von Muskeln, die dazu beitragen, große Mengen an Emotionen halten zu können, ohne dabei in die Dissoziation zu gehen. Bei näherer Betrachtung dieser Auflistung sieht man aus der Perspektive des Yoga, dass diese Muskeln weitestgehend mit den Muskeln übereinstimmen, die man benutzt, während man im Pranayama den Abschnitt Jalandhara-Bandha übt (mehr dazu in Kapitel 7).

Im Folgenden finden Sie die entsprechenden Muskeln aufgelistet, die bei hinreichender Aktivierung dem Klienten helfen, starke Emotionen besser zu halten.

Muskeln, die nach Bodynamic starke Emotionen halten können:

- Rückenstrecker (musculus erector spinae)
- Kopfneigung, Drehung (musculus diagasticus, musculus mylohyoides, musculus scaleni, musculus sternocleidomastoideus, musculus levator scapulae)
- Kinnsenkung (musculus subclavius)
- Armstütze (musculus supraspinatus)
- Schlundmuskel (musculus mylohyoides)
- Zunge / Schulterblatt (musculus omohyoideus)
- Kau- / Ohrbewegung (musculus temporalis)
- Halsvorbeuger (musculus longus capitis, musculus longus capitis colli)
- Zwischenaugen-Muskeln (musculus procerus)
- Beckenboden (musculus levator ani)
- Innenoberschenkel (musculus gracilis, musculus sartoriu, musculus popliteus, musculus plantaris)

(vgl. Marcher & Fich 2010, S. 507)

4.11 Der Pranayama-Effekt und vergleichbare Effekte

Dass jemand, der untrainiert ist und Sport machen will, langsam mit dem Training beginnen sollte, hat sich mittlerweile herumgesprochen. Schauen wir uns das mal am Beispiel eines gesunden Lauftrainings an.

Beispiel: Lauftraining

Wer neu mit dem Training beginnt, sollte langsam anfangen zu laufen, die Betonung liegt hier auf *sehr langsam.* Warum? Fängt ein untrainierter Läufer zu schnell an, steigert das sofort seine Herzfrequenz. Läuft er weiterhin schnell, kommt sein Herz sehr bald an eine Leistungsgrenze und der Läufer fühlt sich massiv erschöpft und bricht das Lauftraining ab. Was hat er falsch gemacht? Auch wenn er langsam gelaufen wäre, hätte sich seine Herzfrequenz etwas erhöht, es hätte aber vor allem noch ein anderer Prozess stattfinden können.

Die Sportwissenschaftler sprechen hier von einer „Kreislaufanpassungsleistung“. Nach etwa sieben Minuten langsamen Laufens weiten sich die Gefäße, sodass mehr Blut zu den Muskeln fließt und das Herz gegen einen weitaus geringeren Widerstand pumpen muss, denn die Gefäße sind weit und nicht eng. Aber wie kann es zu diesem Prozess kommen?

Die Gefäßweitstellung wird vom Vagusnerv initiiert, die Herzfrequenzerhöhung vom Sympathikusnerv. Letzterer hat die Funktion, Leistung zu steigern; der Vagusnerv hat die Funktion, Leistung zu senken. Wie kann es sein, dass beide Nervensysteme miteinander kooperieren, obwohl sie normalerweise entgegengesetzte Funktionen haben?

Das hat mindestens drei Gründe. Der erste Grund liegt darin, dass man erst einmal sehr langsam laufen sollte, damit die Leistungsanforderung gering ausfällt und das Herz so in der Herzfrequenzvariabilität verbleiben kann. Der zweite Grund liegt in der Bereitschaft, unangenehme Affekte und Begleiterscheinungen tolerieren zu können. Und der dritte Grund liegt in der festen Absicht bzw. dem festen Willen, durch diese Erfahrung hindurchgehen zu wollen. Der letztgenannte Grund beschreibt die Stärke des Zentralen Exekutiv-Netzwerkes (ZEN) bzw. die Willensstärke der Person. Mithilfe dieser Willensstärke werden Prozesse eingeleitet, die eine zu starke Ausprägung der sympathischen bzw. der vagalen Aktivierung hemmen. Auf der Ebene des Erlebens findet Folgendes statt: Für den Laufanfänger fühlt sich das noch so intelligent geplante Training unangenehm an; er muss viele Affekte im Körper aushalten.

Ähnlich ist es beim Pranayama-Effekt. Auch hier braucht der Anfänger eine Bereitschaft, die Atemreflexe eine gewisse Zeit lang auszuhalten. Er bereitet diese Konfrontation intelligent vor, indem er das Herz in die Herzfrequenzvariabilität bringt und der Körper so bereitwillig in Anpassungsprozesse gehen kann.

Die erste Gemeinsamkeit zwischen Pranayama-Effekt und dem Kreislaufanpassungseffekt besteht also darin, auf intelligente Weise die Voraussetzung dafür zu schaffen, dass es zu einem Anpassungsprozess kommen kann. Diese Voraussetzung ist bei beiden der Zustand der Herzfrequenzvariabilität.

Die zweite Gemeinsamkeit besteht darin, dass verhindert wird, dass ein Überlebensreflex ausprägen kann. Weder beim Laufen noch beim Pranayama kommt es zur Ausprägung des Kampf-Flucht- oder des Erstarrungsreflexes.

Die dritte Gemeinsamkeit besteht darin, dass mit Willenskraft ein Ziel verfolgt wird – und zwar so lange, bis die jeweiligen Anpassungsprozesse hinreichend etabliert werden konnten. Die Ziele selbst können individuell realistisch definiert werden und stehen immer in Bezug zum Trainingsstand des Übenden. Aus dieser Perspektive betrachtet ist der Pranayama-Effekt nichts Neues; er ist nur innerhalb des Yoga noch nicht beschrieben worden.

Doch warum trainiert man angesichts der vielen Gemeinsamkeiten nicht einfach das Laufen? Wofür braucht man den Pranayama-Effekt? Es gibt einen Unterschied, denn beim Pranayama-Üben stellt man sich dem stärksten Überlebensreflex überhaupt: dem Atemreflex. Zwar stellen wir uns auch im Lauftraining unangenehmen Affekten, die sich aus einem noch nicht ganz belastungsfähigen Kreislauf ergeben, doch sie sind nicht mit der Erfahrung der Atemnot vergleichbar. Letztere ist näher an der Erfahrung eines Traumas als ein unangenehmer Affekt im Erleben einer Kreislaufanpassung. Durch diese Reizähnlichkeit zu einer traumatischen Erfahrung ist Pranayama ein geeignetes Mittel zur Reizkonfrontation und zugleich eine geeignete neuronale Regulation.

Beispiel: Tauchen

Beim Apnoe-Streckentauchen muss der Taucher seinen Atem anhalten, auch gegen den Atemreflex. Das Gleiche gilt für Zeit- und Tiefenziele etc. Bei all diesen Tauchvorgängen gilt die alte Regel: „Tauche niemals allein!“ Beim Streckentauchen ist das eine zweite Person, die am Beckenrand kontrolliert, ob der Taucher auch Schwimmbewegungen macht. Wenn nicht, besteht die Gefahr des Schwimmbadblackouts, die Folge eines plötzlichen Reflexes des Vagus-Komplexes. Wenn vor Beginn des Tauchgangs eine dorsal-vagale Aktivierung vorlag, wird diese durch die Apnoe und deren Folge, die Hypoxie, verstärkt. Der Präfrontalkortex wird durch den dorsal-vagalen Komplex gehemmt und der Schwimmbadblackout ist also eine Variante der plötzlichen Dissoziation.

Das ist beim Tauchen gefährlich! Um die Gefahr des Schwimmbadblackouts zu reduzieren, ist ein vorheriges Umschalten von dorsal-vagaler auf venral-vagale Aktivierung ratsam. Diese lässt sich mittels Kapalabhati oder anderer Vorübungen des Pranayama erreichen.

4.12 Welche Rolle spielt Präzision in den Vorübungen des Pranayama?

In vielen alten Texten sind die Vorübungen des Pranayama sehr präzise und detailliert beschrieben. Ein Beispiel ist Nadi Shodhana. Für diese Übung wird ein genaues Zeitmaß für die Dauer der jeweiligen Einatmung, Ausatmung und Atempause angegeben, das durch die Anzahl der Mantren definiert wird. Zusätzlich wechseln die Mantren zwischen den verschiedenen Atemphasen.

Wie ist das zu bewerten, wenn in diesem Buch die Rede davon ist, die Herzfrequenzvariabilität sei das entscheidende Maß? In den alten Yogaschriften wird immer wieder darauf hingewiesen, Yoga könne nur von einem Yogameister gelernt werden, ein Selbststudium der Schriften könne in die Irre oder sogar in die Krankheit führen. Ohne Lehrer würden die Texte und die dort beschriebene Präzision den Schüler zunehmend überfordern und ihn vom Zustand der Herzfrequenzvariabilität entfernen.

In den alten Schriften sind immer Zielvorgaben beschrieben; eine prozessorientierte Beschreibung von Vorgängen im Yoga war bei ihrer Entstehung noch nicht bekannt. Der Schüler sollte also nach seiner Intuition üben, denn nur so kann er seinen Atemrhythmus in Einklang mit dem Herzrhythmus bringen. Erst wenn er diese Synchronisation mittels seiner Intuition beherrscht, folgt die Präzision gemäß der alten Schriften, ohne dass dadurch die Herzfrequenzvariabilität verloren gehen darf.

Der Schüler erkennt an der mühelosen Verlängerung der Atempause, dass er tatsächlich im Zustand der Herzfrequenzvariabilität ist, denn nur so kann sich sein Körper an veränderte Bedingungen, z. B. weniger Sauerstoff, anpassen. Nur dann verlängert sich auch die Atempause, sonst nicht!

Zurück zum Thema Präzision in den Vorübungen des Pranayama: Je mehr Präzision möglich ist, desto intensiver sind Herzfrequenzvariabilität und Anpassungsfähigkeit des Körpers. Und je größer die Anpassungsfähigkeit des Körpers, desto länger wird die Atempause beim Pranayama. Je länger diese Atempause stattfinden kann, desto mehr wird die Kohlendioxidtoleranz des Atemzentrums heraufgesetzt und alle Reflexauslöseschwellen werden angehoben. Im Ergebnis hat man ein souveränes, ruhiges und wahrnehmungsfähiges Nervensystem.

Kanonisiert man jedoch die alten Texte des Yoga, erhalten wir im Ergebnis ein starres System, das dem Menschen nicht mehr gerecht wird. Indem wir heute Yoga in der Traumatherapie anwenden, haben wir einen ganz neuen Blick, nämlich den, ob Yoga im Kontext der Traumatherapie funktioniert. Gleichzeitig können wir überprüfen, ob wir bisher etwas im Yoga falsch verstanden haben. Gehen wir auf diese Weise vor, steht wieder der Mensch im Mittelpunkt der Betrachtung, nicht die alten Texte. Letztere dienen der Orientierung, aber die Nagelprobe findet erst in der Anwendung beim konkreten Klienten statt.

An dieser Stelle wird noch mal deutlich, wie zentral die Herzfrequenzvariabilität ist. Sie ist ein bedeutsamer Marker, um beurteilen zu können, ob ein Mensch traumatisiert ist. Zugleich ist sie ein wichtiger Indikator dafür, zu welchem Zweck die Vorübungen des Pranayama eigentlich dienlich sind. Wenn wir diese Zusammenhänge sehen, drängt sich die Erkenntnis auf, Yoga könne schon von Beginn an für traumatisierte Menschen geschaffen worden sein. Und weiter noch: Eine Traumatisierung ist die grundlegende psychische Erkrankung, auf deren Basis sich viele andere psychische Erkrankungen ausformen.

4.13 Die Paradigmen des Pranayama

Paradigmen sind Glaubensgrundsätze, die dem angemessenen Üben von Yoga oder Pranayama entgegenstehen. Sie führen dazu, dass wir nicht entdecken können, was an Weisheit und Tiefe im Yoga liegt. Einige gängige Paradigmen sollen hier aufgeführt und diskutiert werden.

4.13.1 Das Paradigma vom „Kampf gegen den Widerstand“

Dieses Paradigma besagt, dass man nur dann weiterkommt, wenn man mit Willenskraft, Zähigkeit und Ausdauer gegen Widerstände ankämpft; hier konkret: gegen den Atemreflex kämpfen, solange es geht.

Dieses Paradigma birgt die Gefahr, dass die sogenannten Macher oder Sieger nichts Neues Lernen. Sie lernen nicht das achtsame akzeptierende Wahrnehmen, eine Fähigkeit, die im Pratyahara – dem auf Pranayama folgenden Prozess – von entscheidender Bedeutung ist. Deshalb ist es wichtig, bereits auf der Ebene des Pranayama diese Fähigkeit gelernt zu haben.

4.13.2 Das Paradigma der „Leichtigkeit“

Dieses Paradigma besagt, dass, die Dinge sich mit Leichtigkeit entwickeln müssen. Nur wenn sich die Atempause von selbst verlängert, ist das im Sinne des Yoga wirklich etwas Gutes.

Auch dieses Paradigma birgt eine Gefahr, nämlich die, dass Traumatisierte sich in ihm bequem einrichten. Sie mussten die Erfahrung machen, dass es nicht gut ist, eigene Wünsche oder einen eigenen Willen zu haben oder überhaupt selbst etwas zu entscheiden. Erfahren sie beispielsweise vom Yogalehrer, es sei nicht gut, Pranayama machen zu wollen, haben sie eine „amtliche Bestätigung“ für ihre Vermeidungshaltung bezogen auf Willens- und Entscheidungskraft. Im Ergebnis erreichen wir dann mit Yoga das Gegenteil von dem, das wir eigentlich anstrebten. Es wird also keine Entscheidungskompetenz, in der Psychologie nennen wir das Selbstwirksamkeitsüberzeugung, gefördert. Doch genau dazu sollte Yoga beitragen. Aber wie machen wir das jetzt konkret im Pranayama? Mehr dazu im folgenden Paradigma.

4.13.3 Das Paradigma des „offenen Herzens“

„Kein Wollen mit geschlossenem Herzen!“ Durch die Vorübungen des Pranayama muss der Zustand der Herzfrequenzvariabilität erreicht werden. Mit anderen Worten: Das Herz soll geöffnet werden, sodass es mitschwingen kann. Erst diese Eigenschaft bewirkt im Körper die Bereitschaft, in einen Anpassungsprozess zu gehen – hier, mit weniger Sauerstoff auszukommen. Erst dann lässt sich eine Verlängerung der Atempause mit Leichtigkeit erreichen.

Ganz ohne Willen geht es aber im Pranayama nicht. Ich muss schon über die übliche Grenze hinausgehen *wollen* und die dadurch entstehenden Affekte akzeptierend integrieren können. Andererseits darf ich es mit dem Wollen auch nicht übertreiben und nicht den gefühlten Kontakt zum Herzen und zu meinem Körper verlieren. Das würde wieder auf Kosten der Anpassungsbereitschaft des Körpers gehen. Es ist also ein stetiges Hin- und Herpendeln zwischen diesen beiden Paradigmen gefragt. Das erfordert eine Aufmerksamkeit, die beide Paradigmen gleichzeitig halten kann und die in der Lage ist, den Körper und den Pranayama-Prozess gleichzeitig im Auge zu haben.

4.13.4 Energielenkung

Wann lenkt man im Sinne von Prana Energie im Körper? Wenn das Paradigma der „Leichtigkeit“ und das vom „Kampf gegen den Widerstand“ sich in ihrer Widersprüchlichkeit auflösen, findet eine Lenkung von Energie statt. Allerdings muss dafür ein Bewusstsein gebildet werden, das groß genug für beide Paradigmen ist und das ihre gleichzeitige Anwendung zulässt. C.G. Jung sprach in diesem Zusammenhang von der Integration scheinbarer Widersprüchlichkeiten. Auf jeder neuen Entwicklungsstufe begegnen wir Widersprüchlichkeiten und erst durch ihre vollständige Integration erlangen wir die nächste Bewusstseinsstufe.

Es gibt den Grundsatz: „Die Energie folgt der Wahrnehmung.“ Widersprüchlichkeit jedoch verringert Wahrnehmung; daher dürfen die Paradigmen nicht als widersprüchlich empfunden werden. Beherzigt man sie beide und übt sie aufmerksam, zeigen sich Effekte, die auf eine gelungene Energielenkung schließen lassen.

Durch dieses aufmerksame, akzeptierende, dosiert wollende und mit dem Körper im Kontakt bleibende Bewusstsein wird nach und nach die Energie gelenkt. Die Erfahrung dieser Lenkung löst den letzten Zweifel an der Widersprüchlichkeit auf. Auf der Ebene der Traumatherapie reicht es aus, wenn wir die Klienten dazu motivieren können, mit Willenskraft die Reflexauslöseschwelle ein wenig heraufzusetzen; Energielenkungseffekte sind hier nicht notwendig. Jeder Klient hat aber die Möglichkeit, weiterzugehen. Es ist praktikabel und nützlich, den Präfrontalkortex gegen den Atemreflex zu trainieren. Auch in der Traumatherapie ist eine vorherige Erzeugung der Herzfrequenzvariabilität sinnvoll, das Lösen der Paradoxien und der dadurch entstehende Energielenkungsprozess gehen jedoch über das Ziel der Traumatherapie hinaus. Der Vollständigkeit halber und zur Würdigung der Bedeutung des Pranayama-Effekts ist es jedoch notwendig, auf die Energielenkungsprozesse hinzuweisen. Immerhin ist eine mögliche Übersetzung des Wortes Pranayama „Energielenkung“.

5. | Pratyahara

5.1 Was ist Pratyahara?

In der achtgliedrigen Reihenfolge der Stufen des Yoga nach Patanjali ist Pratyahara die fünfte Stufe: das Wahrnehmen nach innen. Sein Zweck ist, Affekte im Körper zu bemerken, diese zu tolerieren und ihnen Raum zu geben, bis sich ein emotionaler Zugang ergibt, der durch Wahrnehmung und Akzeptanz nach und nach in das Bewusstsein integriert wird. Anders ausgedrückt: Wir nutzen den emotionalen Zugang zum Körper, um das Bewusstsein bis in die Körperzellen hineinzubringen. In jedem Fall soll eine gegenseitige Durchdringung von Bewusstsein und Körper stattfinden.

Während dieses Vorgangs ist es notwendig, zwischen Wahrnehmung und Denken unterscheiden zu können. In Damasios Begriffen ausgedrückt bedeutet das, zu lernen, zwischen „body loop“ und „as if body loop“ zu unterscheiden, sodass wir den reinen „body loop“ wahrnehmen und integrieren. Diese Unterscheidungskraft entsteht erst, wenn Pratyahara in einer Situation angewendet wird, in der Affekte aktiviert sind. Das bedeutet, dass man erst mit Situationen oder Erinnerungen konfrontiert werden muss, durch die Affekte erlebt werden. Die Kunst besteht darin, dieses negative innere Erleben von Affekten zu nutzen, um sich mit ihnen tiefer zu konfrontieren, um so die Unterscheidung zwischen Wahrnehmung und Denken zu lernen. Hierfür ist es hilfreich und oft notwendig, Pranayama zu üben, damit eine hinreichende Aktivierung des Präfrontalkortexes erreicht wird, um so die Unterscheidung zwischen Wahrnehmen und Denken hirnorganisch leisten zu können.

Antonio Damasio (2010) unterscheidet zwischen „feelings“ und „emotions“. „Feelings“ definiert er als bewusst gefühlte Emotionen, die vom Körper (bottom-up) aufsteigen. Hier spricht er vom „body loop“ und meint damit reale Gefühle im Körper.

Davon unterscheidet er die „emotions“, die über einen „as if body loop“ vom Gehirn (topdown) in den Körper gehen. Diese „emotions“ sind durch Marker im venteromedialen Präfrontalkortex (somatische Marker) entstanden. Sie werden also im Gehirn konstruiert, fühlen sich aber an, als kämen sie aus dem Körper.

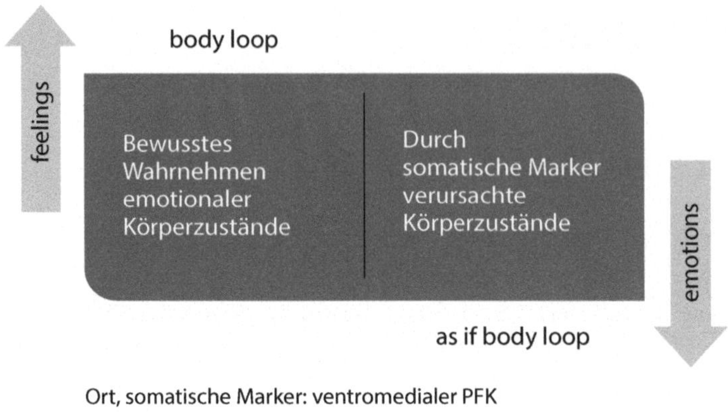

Abbildung 5.1: *Body loop* und *as if body loop* (Damasio)

Folgende Probleme können dabei auftauchen:

1. Die Wahrnehmung nach innen wird vermieden wegen der Affekte, die sich einstellen. Wer noch keine Erfahrung hat, befürchtet leicht, dass die Affektintensität nicht kontrollierbar ist, und meidet daher eher die Wahrnehmung nach innen.
2. Wahrgenommene Affekte werden vorzeitig interpretiert, etwa dass sie mit der Kindheit zusammenhängen oder Ergebnis irgendeiner alten Erfahrung sind.
3. Den Affekten wird eine Ursache zugeschrieben: Eine bestimmte Person ist schuld daran, dass man sich so fühlt, bzw. es gibt eine medizinische Ursache, dass man etwas erleiden muss.
4. Zu geringe Aktivierung des Präfrontalkortexes.
5. Zu hohe Affektstärke, sodass es zur Überflutung des Gehirns entlang der HPA-Achse[4] kommt und eine Dissoziation entsteht.

Im Pratyahara, der achtsamen Schau nach innen, geht es um beständiges Wahrnehmen ohne Denken. Für die meisten von uns ist das schwierig, denn wir neigen dazu, über Dinge nachzudenken, sobald wir sie wahrgenommen haben, insbesondere dann, wenn wir etwas in uns wahrnehmen, das neu ist, das wir nicht kennen und nicht einordnen können. Wir versuchen dann, dieses Wahrgenommene auf eine Ursache zurückzuführen. Man nennt diesen Vorgang (Kausal-)Attribution. Im Pratyahara jedoch soll keine Kausalattribution, kein Nachdenken über etwas stattfinden; es geht ums reine Wahrnehmen. Damit das funktioniert, ist eine bestimmte geistige Haltung notwendig, die der Akzeptanz. Pratyahara ist also die akzeptierende Wahrnehmung nach innen.

4 Hypothalamus-Hypophysen-Nebennierenrinden-Achse, auch Stressachse genannt. Dieses System von Organen kontrolliert die Reaktion auf Stress.

Um es noch einmal genauer zu fassen, schauen wir uns die beiden gängigen Formen der Kausalattribution an.

1. Die Kausalattribution auf medizinische Umstände. Wenn man sein Herz wahrnimmt, könnten folgende Gedanken hochsteigen: „Mit meinem Herzen ist möglicherweise etwas nicht in Ordnung, vielleicht stehe ich kurz vor einem Herzinfarkt."
2. Die Kausalattribution auf psychische Umstände: „Ich spüre Druck im Bauch. Das liegt bestimmt daran, dass ich immer noch wütend auf XY / auf mich selbst bin" (Kausalattribution auf Schuld).

Beide Formen der Kausalattribution, die medizinische und die beschuldigende, sollten auf keinen Fall im Pratyahara-Prozess stattfinden, denn sonst würde die Energie in das Denken und nicht mehr in das Wahrnehmen fließen. Fließt die Energie in die Wahrnehmung, baut sich eine neuronale Verbindung zwischen den wahrnehmenden (perzeptiven) Zentren im Gehirn und dem wahrgenommenen Gewebe im Körper (somatisch) auf. Anders ausgedrückt: Es baut sich eine perzeptiv-somatische Konnektivität auf, also eine Verbundenheit mit unserem Körper. Durch diese Verbundenheit zwischen Gehirn und Körper kann das zentrale Nervensystem viel besser regulativ in Körperabläufe eingreifen. Zusätzlich wird uns viel deutlicher und schneller bewusst, welches Bedürfnis unser Körper gerade hat. So können wir über bewusstes Handeln regulativ in unseren Körper eingreifen und ihn so in ein stabileres Gleichgewicht bringen.

Doch bis es so weit ist, müssen wir uns im Prozess des Pratyahara in der Akzeptanz von unangenehmen Affekten üben. Hierfür benötigen wir Affekttoleranz, also eine hohe Akzeptanz in der Wahrnehmung von Affekten, wie zum Beispiel Druck, Fülle, Leere, Schmerz, Hitze, Unruhe, Kribbeln usw.

Nach und nach klären sich die Affekte in diesem Prozess, sodass wir einen emotionalen Zugang zu unserem Körper erhalten. Wo zuvor unklare Affekte spürbar waren, können wir jetzt klare Emotionen wahrnehmen. Letztere werden weiterhin akzeptierend wahrgenommen, bis eine immer größere emotionale Stabilität entsteht. Auf diese Weise werden Affekte und Emotionen zunehmend integriert; unser Nervensystem wird stabiler, die funktionelle Konnektivität zwischen Gehirn und Körper sowie zwischen perzeptiven Zentren im Gehirn und dem limbischen System (Zentrum der Emotionen) nimmt weiterhin zu. Körperliche Prozesse, die das Erleben von Emotionen unaushaltbar machten, werden auf diese Weise immer mehr integriert und kommen allmählich zur Ruhe. Heilung bedeutet in diesem Prozess das Erreichen eines verbundenen Nervensystems, von Neurologen als „funktionelle Konnektivität" bezeichnet. Durch das Üben von Pratyahara nimmt diese zu.

5.2 Manchmal braucht es ein Gegenüber

Nicht immer schaffen wir diesen Prozess des Pratyahara alleine. Das ist der Augenblick, wo wir ein Gegenüber brauchen, jemanden, der uns darin unterstützt, weiterhin wahrnehmen zu können, anstatt uns in Kausalattribution zu verirren. Das muss jemand sein, dem wir vertrauen, der uns mitfühlend begleitet, ohne direkt eine Lösung für die Wahrnehmung anzubieten. Jemand, der bereit ist, mit uns durch diesen Prozess hindurchzugehen, und der dazu in der Lage ist, auszuhalten, was auch immer passiert. Diese Person sollte achtsam sein und für den Fall, dass unsere Emotionen uns aufgrund ihrer Intensität zu überschwemmen drohen, sollte sie über ein Repertoire an regulativen Hilfen verfügen. Das sind Anleitungen wie: „Atmen Sie das Zuviel an Angst einfach aus, bewegen Sie die Hände, Arme und Schultern, fühlen Sie den Boden unter den Füßen, indem Sie die Beine etwas bewegen oder strecken."

Wenn wir uns ein Gegenüber suchen, mit dem wir den Pratyahara-Prozess gemeinsam durcharbeiten wollen, dann beginnen wir im Yoga endlich wieder miteinander zu sprechen. Wir benutzen das Sozial-Engagement-System, in der westlichen Yogaszene ein vollkommenes Novum. Hier ist es eher üblich, dass jeder für sich alleine übt, was aber nicht im Sinne der Erfinder, der alten Yogis und Rishis ist. Im Abschnitt 5.4 (Upanisad) gehe ich näher darauf ein. An dieser Stelle ist es bedeutsam festzuhalten, dass die Yogis im Westen endlich einen Grund und eine Notwendigkeit verspüren, im Sinne von Pratyahara miteinander ins Gespräch zu kommen.

5.3 Pranayama und Pratyahara bilden einen gemeinsamen Prozess

Der gemeinsame Prozess von Pranayama und Pratyahara besteht in der Reinigung oder Klärung, aber auch in der dazu notwendigen Stärkung und Differenzierung. Einerseits brauchen wir die Differenzierung, um zwischen Gedankeninhalten und Wahrnehmungsinhalten unterscheiden zu können; andererseits brauchen wir auch die dazu notwendige Kraft, um uns von inneren Eindrücken nicht überfluten zu lassen. Mithilfe von Pranayama bauen wir die notwendige Widerstandskraft auf. Durch die intentionale Atemreflex-Hemmung stärken wir den Präfrontalkortex. Gleichzeitig haben die Reflexe weniger Einfluss auf unser Wahrnehmen und Empfinden.

Im Pratyahara setzen wir dann diese gewachsene Widerstandskraft ein, um uns inneren Eindrücken zu stellen, damit sie uns nicht länger überfluten können. Konkret bedeutet das: Wir benötigen eine robuste Präsenz, um nicht in unsere Muster und damit in Angst, Panik, Verzweiflung, Wut oder sonstige starke Emotionen zu fallen.

Absichtlich lassen wir vor unserem inneren Auge all unsere Muster entstehen. Wir betrachten die Affekte, die wir in bestimmten Körperregionen spüren, und allmählich auch unsere damit verbundenen Emotionen und Vermeidungsmuster. Ohne zu vermeiden, bleiben wir in dieser Wahrnehmung; dank dem Pranayama ohne uns davon manipulieren oder überfluten zu lassen.

Möglicherweise gewinnen wir den Eindruck, dass die Muster in uns struktureller Natur sind. Wir spüren regelrecht eine Verhärtung, Anspannung oder einen Druck im Gewebe. Unser Bewusstsein beginnt, das auskristallisierte Muster vollständig wahrzunehmen. Es löst diese Strukturen dann allmählich auf, indem es Blockaden überwindet und entfernte Körperregionen miteinander verbindet, die vorher nicht miteinander verbunden waren. Auf diese Weise verbinden sich zuvor getrennte energetische Kreisläufe aufs Neue. So verbinden sich z. B. der Darm mit dem Nacken und der Nacken mit den Knien, die Knie wiederum mit dem Darm.

Auf diese Weise entsteht ein Kreislauf der Erdung in uns und von ganz alleine kommt es zu einer feinstofflichen Regulation unserer inneren Ängste. In einer späteren Pratyahara-Sitzung betrachten wir erneut diese Körperregionen Und wieder lassen wir alles, was da ist, sich auskristallisieren und zeigen. Auch diesmal gehen wir in die Auflösung der Strukturen durch Beobachtung ohne Denken und Interpretation. Wieder lösen sich Reste der Struktur auf und wieder spüren wir Erleichterung.

Diesen Prozess kann man beliebig oft wiederholen. Der Wechsel zwischen Auskristallisierung und Auflösung mutet alchemistisch an. In der Alchemie wird zum Beispiel Salz immer wieder in Wasser aufgelöst, um es jedes Mal auskristallisieren zu lassen, um es danach erneut in reinstem Wasser aufzulösen. Diesen Vorgang nennt man Umkristallisation und er führt zur Reinigung des Salzes. Die Zutaten für diesen Prozess sind immer wieder reines Wasser, Zeit und Geduld, bis das Salz auskristallisiert. Es ist aber auch Vertrauen nötig, dass das Auflösen des Salzes nicht bedeutet, dass irgendetwas verloren geht.

Die Eigenschaften aus dieser Metapher können wir auf Pratyahara übertragen. Hier schauen wir akzeptierend mit der zuvor im Pranayama hergestellten Affekttoleranz auf Affekte und Strukturen im Körper. Mit Zeit und Geduld beobachten wir, bis sich die Strukturen deutlich zeigen, um dann vertrauensvoll ihre Auflösung durch Anbindung an immer größere feinstoffliche Kreisläufe zu beobachten.

5.4 Upanisad

Upanisad (s. Kapitel 1, S. 41) bedeutet „nah beieinander sitzen“. Nähe ist eine zwischenmenschliche Qualität der Begegnung, die sich nur dann einstellt, wenn gegenseitiges Vertrauen vorhanden ist.

Die ersten Schriften im Yoga sind die Upanisaden, Mitteilungen vom Lehrer an den Schüler oder Gespräche zwischen Schüler und Lehrer. Diese Form der Begegnung, diese vertraute Schüler-Lehrer-Beziehung ist die Grundvoraussetzung für Yoga überhaupt. In der yogischen Kultur ist das so selbstverständlich, dass niemand es je zum Gegenstand einer Beschreibung oder Betrachtung machen würde. Daher hat auch Patanjali in seinem Yogasutra an keiner Stelle im Besonderen darauf hingewiesen, dass es ein vertrauensvolles Verhältnis zwischen Schüler und Lehrer geben muss.

Kommentatoren, wie z. B. Venkatesananda, sagen zum ersten Vers in Kapitel 1: „Nun folgt Mitteilung von Yoga“ und meinen damit genau dieses besondere Verhältnis zwischen Schüler und Lehrer. Venkatesananda, ein Schüler von Sivananda, schreibt: „Yoga findet statt, wenn der rechte Schüler zum rechten Zeitpunkt am rechten Ort im rechten Zustand den rechten Lehrer trifft.“ Er kommentiert damit diesen ersten Vers von Patanjali und knüpft damit implizit an die Tradition des Upanisad an.

In der westlichen Welt finden wir dieses Verhältnis in der Klienten-Therapeuten-Beziehung wieder. Die Forschung zur Wirksamkeit von Psychotherapie hat ergeben, dass gerade die Qualität der Beziehung zwischen Therapeut und Klient ausschlaggebend ist und nicht das Therapieverfahren.

Upanisad ist also ein wichtiger Bestandteil des Yoga, der seine Anwendung in der fünften Stufe des Yoga nach Patanjali findet, im Pratyahara, der achtsamen Schau nach innen. Dem Übenden fällt an diesem Punkt noch gar nicht auf, dass das Upanisad zum Pratyahara gehört. Auch in der Yogaliteratur wird zu diesem Vorgang in der Regel wenig geschrieben. Meistens gehen die Autoren voreilig in den Bereich der Meditation über, dem auch die darauffolgenden Stufen des achtgliedrigen Weges, Dharana und Dhyana, zugeordnet werden. Dass Pratyahara ein sehr umfangreicher Vorgang ist, fällt dabei gar nicht auf.

Die erste Schwierigkeit bei der Schau nach innen besteht darin, diesen Vorgang aufrechtzuerhalten; möglicherweise spürt man gar nichts. Andererseits kann es aber sein, dass man viel zu viel spürt und es nicht mehr aushält. In beiden Fällen kommt der Schüler alleine nicht mehr weiter. Ohne es zu merken oder weil es ihm zu viel wird, bricht er das Pratyahara ab. Vielleicht erinnert er sich dann, dass es im Yoga um Stille geht, so wie es bei Patanjali am Anfang des ersten Kapitels ja auch geschrieben steht: „Yoga ist das Ruhen der Bewegung im Bewusstsein.“ Dem Übenden ist nun scheinbar wieder alles klar und er überspringt das Pratyahara, um die Stille in der Meditation zu finden. Doch das ist ein großer Irrtum. Wenn wir uns selbst nicht aushalten oder gar nicht erst spüren können, haben wir keine Verbindung mit uns selbst. Wenn wir diese Verbindung aber nicht herstellen können und uns selbst noch nicht gefunden haben, wie wollen wir dann in der Meditation eine Verbindung mit dem großen SELBST herstellen? Daher ist es besser, mithilfe von Pratyahara zu beginnen, uns selbst besser zu spüren.

Es bleibt noch die Schwierigkeit, wie wir damit umgehen können, wenn die beiden oben genannten Schwierigkeiten auftreten. Genau an diesem Punkt wird Upanisad oder die vertrauensvolle Beziehung zu einem Gegenüber bedeutsam. Dieses Gegenüber kann ein Yogalehrer, ein Therapeut oder einfach ein Mitschüler sein, zu dem ich Vertrauen habe, sodass ich Nähe aufbauen und mich anvertrauen kann. Innen wahrgenommene Ereignisse lassen sich so besser aushalten. Aber auch wenn ich erst mal gar nichts spüre, kann mir mein Gegenüber ganz einfach helfen. Er kann mich sanft darauf hinweisen, aufmerksam für das zu sein, was da aufsteigt und sich mir mitteilt.

An dieser Stelle soll es zunächst nur um den Begriff und das Wesen von Upanisad gehen und noch nicht darum, wie dieser Prozess konkret funktioniert. So habe ich in vielen Gesprächen und Begegnungen Vorurteile aus der Sicht der Yogaübenden gegenüber der Psychotherapie gehört, wie: „Die reden ja nur!" Auch umgekehrt gibt es sehr viele Vorurteile vonseiten der Therapeuten gegenüber Yoga, wie zum Beispiel: „Die versuchen, alles wegzumeditieren." Keiner der Beteiligten sieht, dass im östlichen Weg des Yoga das Gespräch sehr wohl eine Rolle spielt, was am Upanisad und der Wichtigkeit der Schüler-Lehrer-Beziehung zu sehen ist. Doch auch in der Psychotherapie wird längst nicht mehr nur gesprochen. Bereits in den 1930er-Jahren entwickelte sich, beginnend mit Wilhelm Reich, die körperorientierte Psychotherapie. Von Alexander Lowen, Ron Kurtz und vielen anderen wurde und wird sie bis heute fortgesetzt.

In beiden „Welten" gibt es also längst Gespräch und körperorientierte Arbeit. Um das klar darzustellen und vor allem auch, um Yoga vollständiger in die westliche Welt bringen zu können, muss im Bedeutungsumfeld des Yoga der Begriff Upanisad gewürdigt werden. Wir sollten reflektieren, ob es dem ursprünglichen Yoga überhaupt gerecht wird, Kurse mit Asana-Übungen abzuhalten. Dort ist kein Raum für ein vertrauensvolles Schüler-Lehrer-Gespräch, stattdessen herrscht dort leistungsorientiertes Üben. Schaut man sich zum anderen die im Westen verbreitete Meditations- und Yoga-Szene an, dann stellt man fest, dass der Umgang mit den aufsteigenden Impulsen, die im Pratyahara betrachtet werden sollten, kurzerhand in den Bereich der Meditation implementiert worden ist. Dabei hat Patanjali die Meditation in einem gesonderten Teil des dritten Kapitels behandelt. Demnach bedeutet Meditation, sich auf den Raum zwischen den Gedanken zu konzentrieren, was im Grunde gar nichts mit dem Betrachten innerer Impulse zu tun hat.

Der Betrachtung innerer Impulse gibt man also in der westlichen Yogapraxis keinen eigenen Raum. Dieser Vorgang ist in den Bereich der Meditation gerutscht, was die Schwierigkeit nach sich zieht, dass man damit allein ist. Egal ob man für sich oder in der Gruppe meditiert: Man ist mit seinen Gedanken und Impulsen allein. Es gibt kein vertrautes Gegenüber, das einem helfen könnte, das, was aufsteigt, auf die rechte Weise zu betrachten; einen unterstützt, ein Zuviel aushalten zu können, oder für den Fall, dass gar nichts aufsteigt, einen Weg finden hilft, um überhaupt etwas wahrzunehmen.

Dieser Umstand ist besonders bedeutend bei traumatisierten Übenden. Wenn diese sich entschließen, nach innen zu schauen, brauchen sie eine intensive Begleitung. Sich mit anzuschauen, wie der Traumatisierte bei der Meditation vom Umfeld mit seinen Schwierigkeiten allein gelassen wird, ist schon fast gruselig. Es fallen lediglich Sätze wie: „Du musst einfach weiter / mehr meditieren, das geht alles vorbei." Hilfesuchende klammern sich oft an Methoden, die über Jahrtausende hinweg tradiert sind, sind damit aber vollkommen überfordert. Oft liegt das daran, dass die Methoden aus ihrem ursprünglichen Kulturkreis „herausseziert" wurden, wie z. B. die Meditation. Diese Fragmente werden dann als vollständige und heilsame Methoden verkauft. Beim Versuch, sich diese Methoden anzueignen, scheitert der traumatisierte Übende und verliert noch mehr die Hoffnung auf Heilung. Um solche vergeblichen und schädlichen Bemühungen zu vermeiden, sind gut ausgebildete Yogatherapeuten nötig, die einen Schwerpunkt in einer yogabezogenen Trauma-Ausbildung haben. Es ist dringend notwendig, dass sie den Prozess des Pratyahara richtig anwenden können und dass sie Upanisad würdigen und ein tieferes Verständnis hierfür entwickeln konnten.

5.5 Voraussetzungen für die Durchführung von Pratyahara

Folgende Voraussetzungen sind für die Durchführung von Pratyahara zu schaffen:

1. Die Durchführung von Pranayama ist grundsätzlich eine notwendige Vorbedingung für Pratyahara.
2. Es bedarf einer hinreichenden Edukation über Sinn und Zweck von Pratyahara.
3. Eine vertrauensvolle Begleitung des Pratyahara-Prozesses durch ein Gegenüber (Upanisad).
4. Ein sicherer Ort, beziehungsweise ein Ort, der vom Übenden selbst als sicher empfunden wird.

Pranayama und Pratyahara lassen sich sehr gut in das therapeutische Setting übernehmen, und auch hier sind die o. g. Voraussetzungen erfüllbar. In der Körperpsychotherapie ist es von entscheidender Bedeutung, dass die Klienten in der Wahrnehmung ihres Körpers bleiben. Oft rutschen sie in die Welt der Gedanken ab, sogar dann, wenn man vorher mit dem Klienten eingehend darüber gesprochen hat, dass es wichtig ist, den Körper wahrzunehmen.

Beobachten im Sinne von Pratyahara bedeutet Wahrnehmen und nicht Denken (siehe 5.1). Diese Unterscheidung ist für das Gelingen des Prozesses wichtig und gleichsam enorm schwierig. Wahrnehmen und Denken sind eng miteinander verbunden. Was wir wahrnehmen, vergleichen wir mit den uns bereits bekannten Mustern und dieser Vergleich gehört schon in den Bereich des Denkens. Auch werden kleine Unterschiede zwischen dem aktuell Wahrgenommenen und dem bekannten Vergleichsmaterial zugunsten der Wiedererkennung ignoriert. Hinzu kommen Prozesse der Bewertung und die anschließenden emotionalen Reaktionen. Auch die Bewertung einschließlich der Ursachenzuführung (Kausalattribution) gehört zum Denken; ebenso die anschließende emotionale Reaktion.

Im Vergleichen befinden wir uns eher in der Vergangenheit als im Hier und Jetzt. Bemerken wir diese Tendenz zum Denken und müssen uns eingestehen, dass wir nur wenig wahrnehmen, wird die Wahrnehmung radikal aus der Perspektive gefiltert, die wir gerade einnehmen. Unser Gehirn kann seine Wahrnehmungsfähigkeit nicht annähernd ausführen. Die Yogis sprechen in diesem Zusammenhang von einer „Verschmutzung", und Reinigungstechniken haben die Aufgabe, die Unterscheidungskraft wiederherzustellen. Allerdings besteht die Gefahr, den Vorgang der Reinigung einseitig als Schmutzentsorgung zu verstehen. Unterscheidung als Übung anzuwenden, um Wahrnehmung besser von Denken unterscheiden zu können, kommt dabei oft zu kurz.

5.6 Pratyahara und Suggestionen

Jede willentliche Beeinflussung, die über mentale Konzentration geht und den Zustand des eigenen Körpers oder die eigene Wahrnehmung des eigenen Körpers absichtlich verändert, ist eine Selbst-Suggestion. Es gibt gesundheitsfördernde Suggestionen und es gibt Suggestionen, die uns krank machen.

Besonders Ursachenverknüpfungen sind krank machende Suggestionen. Das beginnt mit wahrgenommenen Affekten wie zum Beispiel „Enge im Brustkorb" oder „Druck auf dem Herzen". Diese Affekte werden verknüpft mit dem Gedanken: „Das sind bestimmt Vorboten eines Herzinfarktes". Es kommt also zu einer Verknüpfung zwischen wahrgenommenen Affekten und der vermeintlichen Ursache Herzinfarkt. Unbewusst sieht man sich schon auf der Intensivstation. An diesem Beispiel wird klar: Wir sind zu starken Suggestionen fähig. Wenn wir sie jedoch ungebremst ausführen, machen sie uns krank.

Heilende Suggestionen sind alle Vorgänge, die dem Wahrgenommenen Raum geben. Und alles, was man wahrnimmt, darf erst einmal sein. Alles, was sich mitteilen will, hat einen Grund dafür. Ein Organ kann uns etwas mitteilen. Ein Kloß im Hals kann uns mitteilen, dass unsere Lunge traurig über eine Verlusterfahrung ist. Geben wir dem Affekt „Kloß im Hals“ Raum, dann kann sich bereit nach einigen Atemzügen der emotionale Zugang öffnen und wir erleben Traurigkeit. Ohne die akzeptierende Betrachtung, ohne dass wir dem Kloß im Hals Raum gegeben hätten, wäre die Emotion Traurigkeit möglicherweise nicht bewusst geworden. Dieses Der-Erfahrung-Raum-Geben kann man auch als Expansion beschreiben.

Pratyahara arbeitet mit Expansion, welche eine heilende Suggestion ist. Sie sorgt für den ganzheitlichen Aspekt des Prozesses, indem auch die darunter liegende Emotion erfahrbar wird. Die Expansion ist eine willentliche Beeinflussung einer inneren Erfahrung mit dem Ziel, dass sich die Erfahrung räumlich ausdehnt. Sie basiert auf realen Affekten oder Emotionen, die wahrgenommen werden und Akzeptanz erfahren.

Suggestionen finden sich auch im autogenen Training, die aber, im Unterschied zu den Suggestionen im Pratyahara, losgelöst sind von wahrgenommenen Affekten. Sie werden im autogenen Training formelhaft auf den Körper angewendet, unabhängig von seinem momentanen Zustand. Hinzu kommt, dass man das autogene Training anwendet, um Zustände innerer Anspannung wegzuregulieren. Hier fehlt also die Akzeptanz. In diesen beiden Punkten, fehlende Akzeptanz und fehlende Bezugnahme zu den vorhandenen Affekten, unterscheidet sich Pratyahara deutlich vom autogenen Training.

5.7 Durch die Intention mit der Wahrnehmung in die Tiefe eintauchen

Je tiefer die Ebene ist, die wir wahrnehmen, desto energetischer wird sie. Dieser Grundsatz der Quantenphysik beginnt im Pratyahara bereits beim Wahrnehmen der Affekte, die in einer bestimmten Körperregion stattfinden. Die Affekte können intensiv werden und zu der Entscheidung führen: „Ich halte das nicht mehr aus!“ Oder: „Das ist mir zu viel!“ Es ist deshalb erforderlich, die wahrgenommenen Energien erst einmal halten zu können, im Sinne von containen.

Wichtig ist die Intention, wahrnehmen zu wollen, anstatt schnell ein Muster auszumachen, um noch schneller reagieren zu können. Bleibt unsere Intention, wahrnehmen zu wollen, dann wählt unser Gehirn keine konkrete Realität aus. Je intensiver die Affekte werden, desto mehr neigen wir jedoch dazu, sie einer Ursache zuzuordnen. Zuordnung, so glauben wir, bringt uns eine gewisse Sicherheit. Wir bekommen also Sicherheit, wo wir Heilung erleben könnten.

In der Quantenphysik kennt man die „Objektive Reduktion". Laut Roger Penrose gibt es eine „Superposition", eine Position, in der etwas, das man wahrnimmt, alles Mögliche sein kann. Wird eine gewisse Schwelle überschritten, kollabiert die Superposition in sich selbst und wählt an diesem Punkt eine Realität.

Im Pratyahara versuchen wir, diese Schwellenüberschreitung zu verhindern; das ist die Intention im Pratyahara-Prozess. Wir bleiben weiterhin der Erforscher des Wahrgenommenen, der jede Zuordnung zu bekannten Mustern verneint. „Neti Neti" ist der Leitgedanke der alten Rishis (Seher), die immer wieder betonen, dass es nicht dies und nicht jenes ist, was wir wahrgenommen haben.

In der Quantenphysik kennt man auch die „Kopenhagener Interpretation", der zufolge wir die Welt erschaffen, indem wir Wellenfunktionen zum Kollabieren bringen. Hier kommt der Aspekt der Welle, die fließen will, in den Fokus. Lassen wir es offen, was es ist, was wir wahrnehmen, dann können wir tiefer sehen. Wenn wir es schon wissen, dann ist der Wahrnehmungsprozess sofort abgeschlossen.

Weiterhin ist zu beachten, dass einen Vorgang zu beobachten immer voraussetzt, dass wir mit dem Beobachtetem in einer gewissen Beziehung stehen. Je nach Art der Beziehung kommen wir im Prozess des Beobachtens zu einer inneren bzw. einer geistigen Haltung. Der Yogi akzeptiert, dass wir lediglich Möglichkeiten wahrnehmen und keine Realitäten. Dann stellt sich die Frage: Wer oder was wählt aus diesen verschiedenen Möglichkeiten die tatsächlichen Ereignisse aus? Im Yoga wird diese Entscheidung absolut akzeptiert, was absolutes Vertrauen voraussetzt. Etwas hat diese Realität gewählt. Ich kenne dieses Etwas nicht. Ich akzeptiere voll und ganz diese Wahl und schaue weiter und tiefer. So komme ich wieder in die Wahrnehmung und vermeide emotionale Reaktionen. Ich kehre wieder zurück in den Prozess des Pratyahara.

Besonders bei indifferenten Prozessverzweigungen, wo es gleichermaßen wahrscheinlich ist, in das Denken zu gehen oder in der Wahrnehmung zu bleiben, braucht es eine tief verwurzelte Intention, in der Wahrnehmung bleiben zu wollen (wofür manchmal auch ein Gegenüber nötig ist, das uns dabei hilft). Dann, und nur dann, ist es möglich zu erfahren, dass der Beobachter durch die Art seiner Beobachtung den Ausgang des Wahrnehmungsprozesses verändert. In einem der Mahavakias der Upanisaden heißt es: „Tat tuam asi", was übersetzt so viel heißt wie: „Das (im Sinne dieses rein wahrnehmenden Bewusstseins) bist du."

5.8 Pratyahara ist eine anspruchsvolle affektive Exposition

Um den Anspruch von Pratyahara besser darstellen zu können, eignet sich die Exposition nach Wolpe (1958), ergänzt durch Reinecker (1994). Pratyahara ist eine Exposition und lässt sich am besten mit dem Begriff „affektive Exposition" beschreiben. Sie ist keine Exposition mit äußeren Situationen (in vivo), etwa mit einem Angst machenden Fahrstuhl. Sie ist auch keine Exposition in der Vorstellungskraft über äußere Situationen (in sensu). Pratyahara ist eine Exposition mit Affekten des eigenen Körpers.

Der Klient hat Erwartungen, beispielsweise, dass das Bewusstsein durch die massive Stärke der Affekte und Emotionen überwältigt wird. Er hat auch Kausalattributionen über die plausible Ursache der Affekte. Wolpe (später modifiziert durch Reinecker) hat die Dauer der Exposition als Hauptwirkvariabel der Verhaltenstherapie definiert. Reinecker beschrieb die Prozesse, die zur Vermeidung der Exposition führen: Erwartungswerte und Kausalattribution. Ein Klient, der Angst vorm Fahrstuhlfahren hat, würde beispielsweise denken: „Ich werde von der Angst überwältigt (Erwartung). Und ich habe Angst, weil der Fahrstuhl gefährlich ist" (Kausalattribution).

Beide Prozesse müssen auch im Pratyahara vermieden werden. Hierfür braucht der Klient ein Gegenüber, das ihn darin unterstützt, den Fokus immer wieder auf die akzeptierende Wahrnehmung der Affekte zu lenken. In Abbildung 5.2 sind die Prozesse dargestellt.

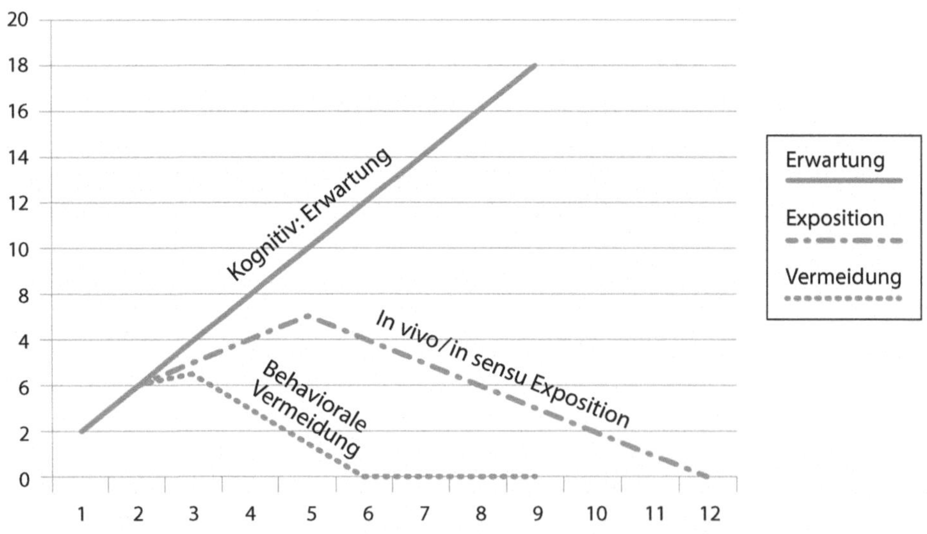

Abbildung 5.2: Exposition nach Wolpe (1958), ergänzt durch Reinecker (1994)

Der hohe Anspruch, den Pratyahara an den Klienten stellt besteht darin, dass der Klient die Affekte tatsächlich und real in seinem Körper erlebt und diese durch Fokussierung sogar bedrohlicher erscheinen können. Da die Affekte in seinem Körper stattfinden, kann der Klient sie nicht ohne weiteres vermeiden; die einzige Fluchtmöglichkeit wäre die Dissoziation. Deshalb braucht er einen vertrauensvollen Therapeuten, der ihm diesen Prozess genau erklärt und ihn stets fühlend begleitet, um zeitgleich seine Affektstärken und Emotionsstärken regulieren zu können. In Abbildung 5.3 ist der Prozess des Pratyahara dargestellt.

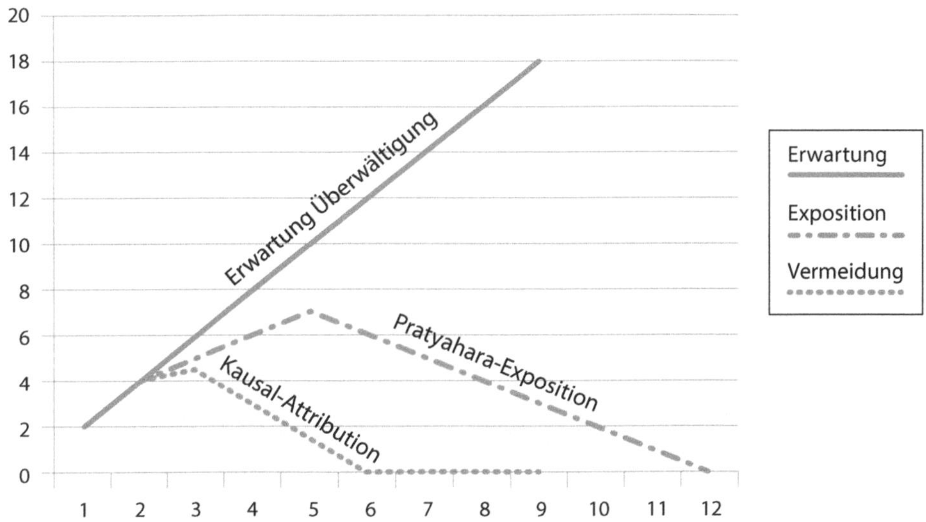

Abbildung 5.3: Der Pratyahara-Effekt – alle drei Vorgänge sind kognitiv

Abbildung 5.4 fasst die entscheidenden Vorgänge bei Pratyahara zusammen: Es beginnt mit der Lokalisierung der Affekte im Körper. Dann betrachtet man diese mit Affekt- und Emotionstoleranz; auch geringe Formen der Dissoziation sind tolerierbar. Es soll keine Kausalattribution hinsichtlich der Ursache der Affekte erfolgen. Man bleibt in der akzeptierenden Wahrnehmung der Affekte, bis sich ein emotionaler Zugang erschließt, der ebenfalls konkret im Körper lokalisiert ist. Danach beginnt die akzeptierende Betrachtung der jeweiligen Emotionen.

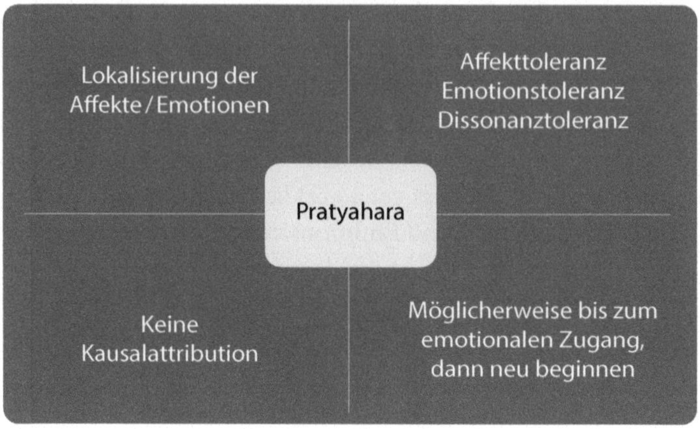

Abbildung 5.4: Pratyahara – Ablauf

Bei Pratyahara findet eine kognitive Umstrukturierung durch das Prinzip der realen Erfahrung statt: Die Kausalattribution wird als Wahrnehmungs-Vermeidungsstrategie erkannt, die Überwältigungserfahrung wird als verlernbare Erwartung korrigiert (siehe Abbildung 5.5).

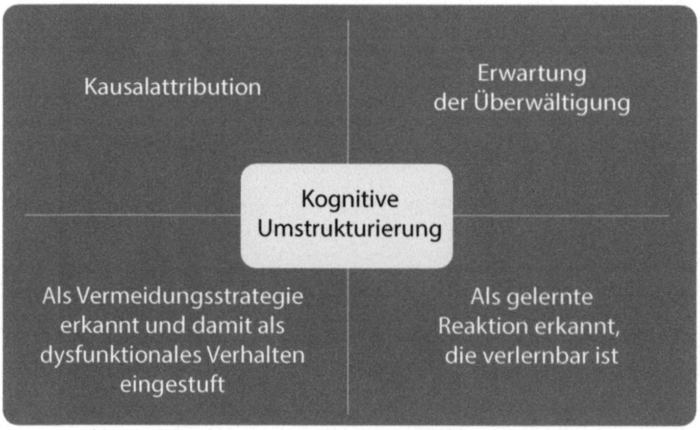

Abbildung 5.5: Kognitive Umstrukturierung vor Pratyahara

In Abbildung 5.6 wird der Gesamtprozess dargestellt. Am Anfang steht meistens die Affektwahrnehmung, und die Exposition soll dauern, bis ein emotionaler Zugang entsteht. Diesen emotionalen Zugang zu erreichen ist ein wesentlicher Schritt in der traumatherapeutischen Arbeit, um den Körper für den Klienten wieder fühlbar zu machen. Die weitere Verarbeitung der Emotionen lässt sich nun bewusst auf der sprachlichen Ebene durchführen.

Von der Dysregulation zur Regulation

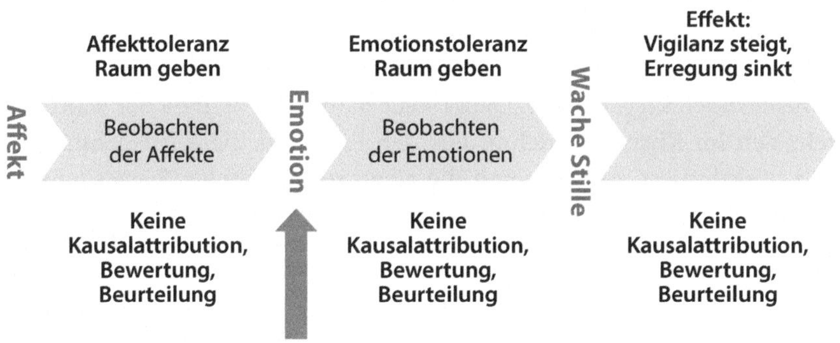

Abbildung 5.6: Pratyahara – der Gesamtprozess

Quantenphysikalische Betrachtung von Pratyahara

Die folgende Darstellung des Containment-Prozesses ist eine vielleicht ganz interessante Gedankenspielerei: „Wenn ich containe, was ich fühle, und wenn das Gefühlte eine zeitliche Rückwärtsprojektion meines zukünftigen Ichs ist, dann verbinde ich mich durch das Containment mit meinem zukünftigen Ich. Die Wirkung ist, dass es am Ende nicht passiert ist" (Einstein-Bose-Kondensat).

5.9 Pratyahara und die Shamkya[5]-Philosophie

Suggestionen werden im Yoga häufig angewandt, und zwar auf Basis von bereits vorhandenen Affekten und Emotionen. Sie dienen der Integration von abgespaltenen Vorgängen.

Als Kind oder als junger Mensch sind wir oft mit Situationen konfrontiert, die starke Affekte oder Emotionen in uns auslösen. Übersteigen diese unsere Kapazität und er-

5 Eine von sechs indischen Lehren der Philosophie.

fahren wir auch keine Unterstützung von unseren Eltern, dann müssen wir uns, um überleben zu können, darauf verlassen, dass die Psyche diese Affekte abspaltet und sie nicht als bewusste Erfahrung integriert. Mit Pratyahara lässt sich diese abgespaltene Erfahrung wieder integrieren.

Dieser Prozess beginnt mit einer akzeptanzbasierten inneren Wahrnehmung. Wahrgenommene Affekte werden mithilfe von Suggestionen vergrößert. Sie bekommen also mehr Raum in unserem Körper und in unserer Wahrnehmung. Dieses geschieht mittels *raumgebender Suggestionen.* Dabei stellt man sich vor, dass der wahrgenommene Affekt sich im Körper ausdehnt. Für den Fall, dass diese Ausdehnung nicht hinreichend funktioniert, benutzt man die *elementerzeugenden Suggestionen.* Elemente wie Erde, Wasser, Feuer, Luft werden hierfür imaginativ eingesetzt.

Welche Suggestion man nutzt, richtet sich danach, wo im Körper der Affekt stattfindet. Nehmen wir an, es gibt einen Druck im Darm, als würde sich dort alles zusammenziehen. Wirkt die raumgebende Suggestion nicht, dann legt man eine Hand auf den Darm und die andere Hand auf ein Knie. Zwischen beiden stellt man sich eine gefühlte Verbindung vor und konzentriert sich auf das Element Erde. Durch die Induktion Erde im Bereich Darm und Knie entsteht eine Verteilung des Affektes im Darm auf den gesamten Bereich Darm – Knie, unter Hinzufügung des Elements Erde. Im Ergebnis beruhigt sich der Affekt im Darm.

In der Shamkhya-Philisophie spielen die feinstofflichen Elemente *(parama-anus)* Raum, Luft, Feuer, Wasser und Erde eine Rolle. Ihre Beherrschung setzt die Unterscheidung zwischen den Organen der Wahrnehmung *(jnanen-driyas)* und den Organen der Handlung *(karmen-driyas)* voraus. In Tabelle 5.1 sind jnanen- und karmen-driyas aufgeführt.

jnanen-driyas	Riechen	Schmecken	Hören	Fühlen	Sehen
karmen-driyas	Greifen	Essen	Denken / Reden	Ausscheiden	Zeugen

Tabelle 5.1: Organe der Wahrnehmung und der Handlung

Es gibt folgende Unterscheidung: Man muss nicht jedes Mal, wenn man etwas riecht, direkt danach greifen; wenn man etwas schmeckt, muss man es nicht unbedingt auch essen; wenn man etwas hört, muss man nicht direkt denken oder reden; wenn man Druck in Blase und Darm fühlt, muss man nicht direkt ausscheiden; wenn man etwas Erotisches sieht, muss man nicht direkt zeugen.

Die Shamkhya-Philosophie besagt, dass diese Unterscheidung von den jnana- und karmen-driyas wiederum davon abhängt, mit welchem Bewusstsein man in die Betrachtung geht. Hierzu nennt die Shamkhya-Philosophie drei Bewusstseinsebenen.

1. das Denken *(manas)*
2. den Ichmacher *(ahamkara)*
3. die höchste Unterscheidungskraft bzw. das höchste Erkenntnisvermögen *(buddhi)*

Wenn wir diese Unterscheidung auf den Prozess des Pratyahara anwenden, bedeutet das, dass wir unterscheiden, wenn wir einen Affekt wahrnehmen. Der Affekt ist nicht identisch mit einer Bedrohung, sondern er ist das Ergebnis einer nicht integrierten Erfahrung. Diese Unterscheidung ist von entscheidender Bedeutung für den gesamten Prozess. Sie ist vergleichbar mit der Aussage in der Quantenphysik: „Die Art der Beobachtung verändert den Ausgang des Experimentes."

Um dem Klienten diese Sichtweise zu vermitteln, ist eine ausführliche Information über die Natur von Affekten nötig (siehe Kapitel 4). Erst wenn er wirklich verstanden hat, dass die Faszien abgespaltene Erfahrungen abspeichern und dass sich das durch Affekte bemerkbar macht, ist er bereit, genauer hinzuschauen.

Die akzeptanzbasierte Wahrnehmung entsteht daher aus dieser Unterscheidungskraft. In der Traumatherapie sprechen wir von Affekttoleranz. Sie wird weiter gefestigt, indem die Auslöseschwelle für Reflexe erhöht wird, wie es zum Beispiel durch Pranayama geschieht. Affekttoleranz ist sehr komplex, hat eine mentale und eine neuronale Basis. Sie ist deshalb nicht rein kognitiv zu vermitteln.

Affekte sind nicht immer nur Reize aus dem Körper. Oft stehen hinter ihnen Kräfte, die wir im Yoga als Vayus bezeichnen. Es gibt fünf Vayus.

Vayus	Prana	Udana	Apana	Samyama	Vyana
Beschreibung	Etwas zieht mich nach vorne.	Etwas in mir zieht nach oben.	Etwas in mir zieht nach unten.	Etwas in mir zieht sich zusammen.	Etwas in mir dehnt sich auseinander.

Tabelle 5.2: Die fünf Vayus

Emotionen treten mit den Vayus in Wechselwirkung. Traurigkeit in Kombination mit Apana kann mich wirklich tief nach unten ziehen, Freude mit Prana kann mich sehr euphorisch machen. Je weniger die Vayus ausbalanciert sind, desto deutlicher ist die Wechselwirkung mit den Emotionen. Daher ist es sinnvoll, bei jeder emotionsorientierten Arbeit die Vayus auszubalancieren. Auch hier ist der erste Schritt die Akzeptanz der Vayus, wie sie im Augenblick gerade sind. Die Erfahrung zeigt, dass innerlich ein Selbstheilungsprogramm dafür sorgt, dass durch die akzeptierende Beobachtung der Vayus eine Ausbalancierung derselben stattfindet.

5.10 Pratyahara und Integrale Somatische Psychotherapie (ISP) nach Raja Selvam

Die ISP ist eine hochwirksame ergänzende Therapieform, die eine direkte Konfrontation mit inneren Affekten und Emotionen ermöglicht. Aus verhaltenstherapeutischer Sicht stellt sie eine hervorragende affektive bzw. emotionale Exposition dar. Während der Exposition kommt es zu Integrationsprozessen mit dem abgespalteten Material.

Die ISP arbeitet hart an der Grenze der maximalen Kapazitätsgrenze des Klienten. Sie kann deshalb nur von sehr selbsterfahrenen Therapeuten angewandt werden, hat aber großes Potenzial und ergänzt bestehende Verfahren sehr gut. Hervorzuheben sind auch die Fähigkeiten der ISP-Therapeuten, die mit großer Resonanzfähigkeit gleichzeitig nicht in Prozesse der sekundären Traumatisierung geraten, da es sich um ein körperorientiertes[6] Therapieverfahren handelt. Raja Selvam arbeitet, ähnlich wie man im Pratyahara arbeitet, mit der Expansion von Erfahrung im Inneren bis an die Kapazitätsgrenze. Ebenso geht er davon aus, dass die geistige Haltung im Sinne von Affekttoleranz bestehen muss, damit man sich inneren Prozessen stellen kann.

Raja Selvam arbeitet auch mit bestimmten Formen des Pranayama, jedoch nicht mit denjenigen, die bis zur Anwendung der Atemreflex-Hemmung gehen, sondern mit milderen Formen. Auch hier kommt es zur Ausprägung der Herzfrequenzvariabilität, sodass eine organismische Hemmung des Erstarrungsreflexes zum Tragen kommt. In vielen Fällen kann diese milde Vorbereitung hinreichend sein, da sie, wie alle Formen des Pranayama, eine gewisse Lenkung von Energie im Körper bewirkt.

Die ISP ist eine eigene Therapieform und integriert deshalb nicht alle Prozesse des Yoga. Sie kommt dem Yoga aber sehr nah, was nicht verwundert, wenn man weiß, dass Raja Selvam in einem der sechs indischen Philosophiesysteme promoviert hat: im Yoga-Vedanta. Von daher ist das ISP eine gelungene Synthese zwischen Yoga und westlichen Therapieformen und trägt dazu bei, Yoga in seiner Tiefe besser zu verstehen. Erst wenn wir das Paradoxon der verschiedenen Paradigmen gelöst haben, werden wir erfahren, wie es zur Energielenkung kommt.

---

6 Körperorientierte Therapieverfahren unterstützen das Gehirn in seiner Kalibrierungsarbeit, um unterscheiden zu können, von wem die erlebten Gefühle kommen, vom Klienten oder vom Therapeuten.

6. Asanas traumasensibel durchgeführt

6.1 Vom richtigen Umgang mit Asanas

In Kapitel 1 Vers 12 beschreibt Patanjali den Grundsatz des Yogaweges mit *Abhyasa* und *Vairagya,* was üben und loslassen bedeutet. Dieser Grundsatz zieht sich durch alle Yogastufen hindurch und wird jeweils konkret umgesetzt.

Für Stufe 3 (Asanas) bedeutet das: Ein Asana wird willentlich eingenommen und gehalten. Anschließend kann unter Umständen in der Rückenlage seine (Nach-) Wirkung betrachtet werden. In diesem Ablauf kommen mehrere bedeutsame Erfahrungen zum Tragen. Während ein Asana gehalten wird, arbeitet der Übende einerseits mit der Intention, in dieser Körperhaltung zu bleiben; gleichzeitig lernt er, währenddessen unangenehme Affekte auszuhalten und zu akzeptieren. Er lernt zu unterscheiden, welche Affekte akzeptabel und welche inakzeptabel sind.

Inakzeptabel sind Affekte mit längerfristig negativen Konsequenzen, beispielsweise die Entzündung von Geweben. Die akzeptablen Affekte hingegen haben langfristig gesehen positive Konsequenzen. In der Nachbetrachtung eines Asana lernt der Übende, die Auswirkung auf seinen Körper zu beobachten und zu lokalisieren, wo immer noch Affekte spürbar sind. Welche lösen sich in der Nachbetrachtung durch Akzeptanz und Loslassen und welche nicht? Affekte, die sich nicht lösen, werden später auf der Stufe des Pratyahara vertieft betrachtet. An dieser Stelle ist es nur wichtig zu wissen, dass man lernt, im Körper zu lokalisieren, wo sich Affekte abspielen, die sich durch Asanas nicht auflösen lassen.

Insgesamt lernt der Übende eine verbesserte Introspektion, er lernt zwischen Affekten und Intention zu unterscheiden. Der Beginn eines Asana ist geprägt von Intention. Sobald sich Affekte zeigen, wird die Intention allmählich heruntergefahren und das Erleben der Affekte soll mehr Raum bekommen. Auf diese Art und Weise soll ein Asana letztendlich Affekte herstellen und diese Affekte, sollen in den Pratyahara-Prozess hineinführen, sodass unbewusste Emotionen integriert werden können. Viele Menschen vermeiden es wegen irgendwelcher Affekte den eigenen Körper wahrzunehmen. Asanas zu üben bedeutet, diese Vermeidungsstrategie erstmals zu durchbrechen. Während des Asana nimmt der Übende seinen Körper sehr intensiv wahr, vor allem dann, wenn er für einige Minuten länger in der Haltung bleibt. Besonders nach den Asanas ist innen sehr viel zu spüren.

In Tabelle 6.1 sind die wichtigsten Punkte auf der Asana-Stufe zusammengefasst:

	Ausgangspunkt	Der Übende lernt die Unterscheidung	Die Wahrnehmung geht in die folgenden Prozesse	Funktion der Asanas	Wirkung der Asanas
Asanas	Vermeidung der Wahrnehmung des Körpers	Affekte und Intentionen (Absicht)	Fasziale Affekte und muskuläre Kraft	Fasziale Affekte lokalisieren	Verbesserte Interozeption (achtsame Schau nach innen)

Tabelle 6.1: Was passiert auf der Stufe der Asanas?

6.2 Asanas sind keine olympische Disziplin

Eines ist ganz wichtig beim Ausführen eines Asana: das Loslassen des Leistungsprinzips. Es geht nicht darum, den Körper zu quälen und ihm eine Prozedur aufzuzwingen. Es geht immer darum, mit dem Körper etwas zu wollen oder zu machen, aber nur im Rahmen des Möglichen. Wenn ich an meine Grenzen gehe, geht es nicht in erster Linie um Grenzerweiterung, sondern darum, mit meinem Körper in einen Dialog zu treten.

Die Grenzen bringen mich in einen Bereich, in dem ich Signale (Affekte) von meinem Körper empfange, die ich sonst nicht wahrnehmen kann. An seiner Dehnungsgrenze produziert das fasziale Gewebe Affekte, die ich wahrnehmen und in die Übung integrieren soll, anstatt sie zu ignorieren oder zu übergehen. Das ist die Abkehr vom reinen Leistungsprinzip und eine Hinwendung zum Wahrnehmungsprinzip. Leistung dient nur noch dazu, wahrnehmbare Affekte im Körper zu provozieren.

Ich werde zum Grenzwanderer und nicht zum Grenzüberschreiter. Der Dialog mit meinem Körper treibt mich an, aber ich peitsche den Körper nicht in ein bestimmtes Leistungsprinzip. Es gibt nicht die eine richtige Ausführung eines Asana, es gibt nur den Dialog mit meinem Körper. Die Faszien sind meine innere Haut. Was ich erlebt habe, haben auch meine Faszien erlebt. Und nun haben sie sich dazu entschlossen, sich zusammenzuziehen, weil ihnen ein größeres und umfassenderes System keine Unterstützung gegeben hat, um ein Ereignis hinreichend zu verarbeiten und zu integrieren. Erreiche ich nun mithilfe von Asanas die Grenzen der Faszien, aktiviere ich organismisch die Spuren, die dieses Ereignis in mir hinterlassen hat. Die Spuren teilen sich mir als Affekte mit und wenn ich sie nun endlich wahrnehme, kann mein Nervensystem die affektive Information weiterverarbeiten. Damit das möglich ist, muss ich für diesen Prozess offen sein und mir Zeit nehmen.

Einerseits aktiviere ich durch die Grenzdehnung fasziale Affekte, andererseits integriere ich sie durch die Wahrnehmung in höhere Strukturen des Nervensystems. Dieser Prozess beginnt bereits während des Asana, setzt sich aber auch in der Nachbetrachtung (Savasana) fort. Akzeptiere ich die Grenzen jedoch nicht und will ich sie auch nicht wahrnehmen, verfehle ich diese Heilwirkung der Integration. Gehe ich zu ehrgeizig an die Ausführung eines Asanas heran, kommt es zu keiner Aktivierung der Selbstheilungskräfte.

Wichtig ist, dem Übenden die Akzeptanz der Affekte beizubringen, ihm genau zu erklären, worin der Sinn und Zweck liegt, sie wahrzunehmen. In den Köpfen vieler Übender ist Yoga eine Entspannungsmethode. Wieso sollte man sich dabei schlecht fühlen, indem man Affekte wahrnimmt? Ohne eine gezielte Schulung findet kein Yoga statt.

„Mache nur so viel, dass du dich damit wohlfühlst." Das ist die andere Herangehensweise an Yoga, die ebenfalls abzulehnen ist, denn so kann nie eine Konfrontation mit den Affekten stattfinden, wobei der Leitgedanke ist: „Ich kann nur das in mein Bewusstsein integrieren, was ich wahrnehmen kann." Das bedeutet, dass ich mich in die Erfahrung begeben muss. Jedes Dogma des Wohlfühlens bedeutet jedoch, die Erfahrung zu vermeiden, was letztendlich immer empfindlicher und immer weniger belastbar macht.

6.3 Das Nachspüren in der Shivananda-Tradition

Lange Zeit war vollkommen unklar, was während des Nachspürens eigentlich passiert, und viele Übende empfinden es als Zeitverschwendung: „Ich könnte weiter üben und perfekter in meiner Performance werden und alle werden mich dafür bewundern." Der Leistungsgedanke und der Wunsch nach Anerkennung sind weitverbreitet: „Ich bin nur dann gut, wenn ich ein Asana perfekt durchführen und aushalten kann."

Das sind die Schemata, die viele von uns – oft unbewusst – antreiben. Dabei sollte Yoga doch ein bewusstes Üben des Körpers sein und deshalb müssen wir diese manipulierenden Schemata erkennen und lernen, uns in unserer Übungspraxis frei von ihnen zu machen. Und genau hierfür bietet uns das Nachspüren Raum.

Haben wir uns jedoch zu sehr in die Leistung getrieben, können wir uns danach kaum erholen und erleiden sogar Schmerzen, die ein Weiterüben unmöglich machen. Vor allem kommt es nicht zu einem Gewahrwerden, dass hier eine Körperstelle möglicherweise mehr als nur Bewegung braucht. Wie aber wollen wir das unterscheiden? Ganz einfach: Kommen wir beim Üben nicht weiter, sollten wir nicht mit brachialer Gewalt durch etwas durchstoßen, sondern hinspüren, ob dort eine gefühlte Bedeutung zu finden ist, die später im Pratyahara weiterbearbeitet werden kann. Manchmal kann man einfach im Nachspüren verbleiben und spontan in das Pratyahara übergehen. Ist das aus Zeitgründen nicht möglich, sollten wir uns gut merken (oder sogar aufschreiben), an welcher Körperstelle wir Affekte wahrnehmen, deren Bedeutung sich uns noch nicht erschließt.

Nach dem Asana reguliert sich der Körper neu. Er hat nun erfahren, dass es eine Haltung gibt, die er nicht einnehmen kann. Doch der Mensch beabsichtigt immer wieder, in dieses Asana zu gehen, und so muss es doch irgendwie machbar sein. Der Körper sucht nun Wege, sich so zu organisieren, dass er in Zukunft diese Haltung einnehmen kann. Dafür programmiert er seine Mikrobewegungen neu, und mit besser aufeinander abgestimmten Muskeln lässt sich auch ein komplexes Asana durchführen.

Der Übende hält währenddessen die ihn durchströmenden Affekte eine Weile aus, vielleicht zwei Minuten lang. Besonders wichtig ist, mit welcher Sichtweise er das tut. Denkt er beispielsweise: „Was habe ich da für einen blöden Körper, der tut ja nur weh!“, dann verliert er nicht nur den Kontakt zu seinem Körper, sondern er arbeitet sogar gegen ihn. Durch die Negativbewertung entsteht keine Verbundenheit und ohne diese kann das Bewusstsein keine heilenden und regulativen Energien durch den Körper senden.

Viel besser hingegen ist die Perspektive der Akzeptanz. Man gibt sich den regulativen Mechanismen des Bewusstseins vollkommen hin und akzeptiert dabei jeden Affekt so, wie er ist. Hier kommt das Prinzip *Isvara Pranidhana* zur Wirkung, das fünfte Niyama nach Patanjali: Hingabe an das reine Bewusstsein. Es reguliert und heilt, weil es die innigste Aufgabe des Bewusstseins ist, scheinbare Gegensätze zu integrieren und somit Heilung zu ermöglichen.

Auch wenn das Nachspüren allein nicht vollständig heilende Wirkung hat, ist diese Betrachtungsperspektive äußerst wichtig. Akzeptanz bedeutet, das anzunehmen, was jetzt gerade ist! Später im Pratyahara, in dem noch weitere Prinzipien des Yoga zur Anwendung kommen, kann die heilende Wirkung noch erweitert werden.

Letztendlich sind wir Beobachter der Prozesse, die gerade ablaufen. Gehen wir in ein Asana, können solche Prozesse erst ablaufen, wenn wir uns einer Grenze annähern. Und hier, an der Grenze der momentanen Möglichkeiten, liegen, je nach Art der Betrachtung, auch die Möglichkeiten, die Grenze zu überschreiten. Welcher Art diese Möglichkeiten sind, können wir uns kaum vorstellen, weil wir in unserem Bewusstsein viel zu begrenzt sind. Wir sollten uns aber nicht so begrenzt verhalten, denn trotz unserer Grenzen können wir durch dieses Konfrontationsverhalten und mit der rechten inneren Einstellung dafür sorgen, dass eine gewisse Heilung spontan eintreten kann. Das ist aber von der Konfrontationsweise und der Betrachtungsperspektive abhängig und nicht etwa von der Kraft, mit der wir gegen den Körper ankämpfen wollen, wenn er uns nicht so passt, wie er gerade ist.

Gehen wir deshalb besser zurück zu der geistigen Haltung, von der Patanjali spricht: Abhyasa und Vairagya – üben und loslassen. Wenn wir Asanas üben, dann sind wir in der Intention. Letztere wird begleitet von der Unterscheidungskraft, z. B.: Wo ist die Grenze des Dehnens? Nach Patanjali sollen die Asanas so ausgeführt werden, dass Stira (Festigkeit) und Sukha (Leichtigkeit) entstehen. Diese beiden Eigenschaften beschreiben das Ziel am Ende einer langen Übungspraxis.

Zu Beginn der Übungspraxis gibt es durchaus noch eine Absicht, Widerstände zu überwinden und an Grenzen zu arbeiten. Es ist nur eine Frage der Zeit, wann die Leichtigkeit im Erleben sich vorerst verabschiedet und der Übende unangenehme fasziale und viszerale Affekte erlebt. Dann beginnt die Akzeptanz dieser Affekte und in der Nachbetrachtung strömen sie weiterhin durch den Körper, allerdings mit einem Unterschied: Es gibt keine Intention mehr. So ist es besser möglich, die Intention von den Affekten zu unterscheiden und den reinen Affekten nachzuspüren. Am Ende steht die Erfahrung: Ein Affekt ist ein Versuch des Körpers, gehört oder wahrgenommen zu werden. So gesehen ist es eine Art Intention des Körpers, und es ist gut, wenn wir unsere eigene Intention zurücknehmen und nach innen lauschen. Wir treten quasi fließend in den Prozess des Pratyahara ein. Sollte es in diesem Prozess zu einer Überflutung mit Affekten kommen, ist es ratsam, über den Umweg des Pranayama in das Pratyahara zu gehen.

6.4 Shavasana und Gewahrsein

Shavasana ist eine liegende Position, die man in der Shivananda-Tradition nach jedem Asana einnimmt. Übersetzt heißt Shavasana Totenhaltung, und nach alter indischer Überlieferung ist der Tod der Zeitpunkt, in dem man in die absolute Akzeptanz dessen geht, was gerade geschieht. Übertragen auf die Asanas im Yoga bedeutet das: Was nach einem Asana im Körper geschieht, soll vollständig akzeptiert werden – alle Affekte und alle Emotionen. Sie bekommen die Aufmerksamkeit, die sie brauchen. Erst dadurch beginnt die heilende Regulation des Bewusstseins, das in die Körperprozesse eingreift, und erst dadurch können auch Asanas heilsam wirken.

Es geht also im Yoga nicht darum, Asanas leistungsorientiert „durchzuturnen", sondern behutsam an seinen Grenzen zu üben, um die auftretenden Affekte und Emotionen in Shavasana beobachten und integrieren zu können. Dieser Prozess erfordert Gewahrsein – eine Aufmerksamkeit auf die Aufmerksamkeit. Wenn ich nach einem Asana in Shavasana gehe und Affekte und Emotionen beobachte, kann es mir passieren, dass ich in Gedanken abschweife und darüber nachdenke, ob das Ziehen im Rücken mit meinen Bandscheiben zu tun hat oder ob es auf den Sportunterricht vor 20 Jahren zurückzuführen ist. Doch all diese Gedanken bringen mich weg von der Beobachtung dessen, was gerade hier und jetzt in meinem Körper geschieht. Das Gewahrsein dessen, worauf ich gerade wirklich meine Aufmerksamkeit richte, ist deshalb von großer Bedeutung.

Um es noch deutlicher zu sagen: Einfach nur aufzupassen reicht nicht aus. Schon Goethe verwendet im Faust II (Kapitel 23) den Begriff Gewahrsein: „Gewahrt euch nur! Die Allerbesten hat solch ein Singsang schon besiegt." Auch in der hier beschriebenen Situation (Mephisto spricht mit Sphinxen und Sirenen) geht es um deutlich mehr als gewöhnliches Aufpassen oder normale Aufmerksamkeit.

Das Gewahrsein kommt der Affekttoleranz sehr nahe. In Kombination mit einer Intention lassen sich durch Affekttoleranz Reflexe oder alle sonstigen bewusst oder unbewusst gelernten Automatismen hemmen. Dieser Zustand bewirkt konkrete Veränderungen im Aktivitätsmuster des Gehirns, etwas, das der fromme Wunsch, aufpassen zu wollen, nicht leisten kann. Hemmungsmechanismen können durch Aufpassen nicht bzw. nicht rechtzeitig in Gang gesetzt werden.

Um die Besonderheit dieses Zustandes herauszustellen, hat sich wohl auch Goethe für „Gewahrt euch nur!" entschieden und hierfür die Kulisse geschickt gewählt. Der vermeintlich harmlose Singsang wirkt entspannend und bringt uns in einen Zustand der Zustimmung und Akzeptanz. Aus diesem Zustand heraus ist es neuronal kaum möglich, in eine direktive abgrenzende Intention zu gehen, es sei denn, man hat das im Yoga durch dieses Hin- und Herspringen zwischen Asana und Nachbetrachtung oder zwischen Pranayama und Pratyahara geübt (Abhyasa und Vairaga bei Patanjali). Je schneller wir diese Muster beherrschen, je flexibler wir darin sind, von der Intention zum Loslassen oder zur Akzeptanz zu wechseln, ohne dabei die Qualität der einzelnen Positionen aufzugeben, desto mehr wird uns bewusst, dass Affekttoleranz ein Bewusstseinszustand von eigener Qualität ist.

6.5 Die innere Haut kann sprechen

Wenn sich die Faszien (unsere innere Haut) anspannen, erhalten wir darüber Informationen, die wir mehr oder weniger bewusst wahrnehmen. Doch wovon hängt diese Wahrnehmung ab? Natürlich in erster Linie davon, ob wir offen für die Botschaften sind. Das ist vergleichbar mit dem Empfinden, zu einem bestimmten Zeitpunkt bestimmte Nahrungsmittel zu sich nehmen zu müssen. Wir sind dann prinzipiell offen für Signale unseres Körpers und gehen davon aus, dass wir spüren können, was er jetzt gerade braucht.

Genauso sollten wir auch mit anderen Mitteilungen unseres Körpers verfahren. Doch hier geht es nicht um Essen, sondern um etwas, das weniger klar einzuordnen ist. Gehe ich in ein Asana, dann habe ich die Absicht, eine bestimmte Haltung einzunehmen, und spüre dabei die affektive Rückmeldung meines Körpers. Nach Beendigung des Asana habe ich keine Absicht mehr. Was bleibt, ist die affektive Rückmeldung meines Körpers, und so lerne ich, zwischen Absicht und Affekt zu unterscheiden.

Nach dem Asana kristallisiert sich ein klarer Affektanteil heraus, der einzig und allein aus meinem Körper kommt. Gerade durch den Wechsel – Affekt mit Intention, Affekt ohne Intention – zeigt sich nach und nach etwas, das sich von der Wahrnehmung während des Asana abhebt und sich mir immer deutlicher mitteilt. Und als was sollten wir es betrachten? Als organismische Mitteilung. Wir sollten es keinesfalls als etwas ansehen, das auf Ereignisse in unserer Kindheit / Vergangenheit hinweist (Psychoanalyse). Auch sollten wir es nicht als etwas sehen, das wir im Hier und Jetzt bewältigen müssen, damit es verschwindet (Verhaltenstherapie).

Im Yoga geht es nicht um Überbedeutung und nicht um Bewältigung, sondern um die Integration von Affekten und Emotionen. Durch diese Affekte und Emotionen kommt es im Gehirn zu einer erheblichen neuronalen Aktivierung Und wenn diese über längere Zeit anhält, verbinden sich die Neuronen miteinander; das ist der Vorgang der Integration. Donald Hebb (1949) fand dafür den Satz: „What fires together wires together." Anders ausgedrück: Je häufiger ein Neuron A gleichzeitig mit Neuron B aktiviert ist, umso bevorzugter werden die beiden Neuronen aufeinander reagieren. Dies hat Hebb anhand von Veränderungen der synaptischen Übertragung zwischen Neuronen nachgewiesen.

Bisher brachte man diese Erkenntnis nur in den Zusammenhang mit Lernen und Gedächtnis. Das ist zu eng gefasst, denn sie lässt sich auch auf das Wachstum emotionaler Kapazität anwenden. Je größer die Netzwerke, desto robuster sind sie bei einer emotionalen Überflutung – und desto resilienter wird der Übende. Ein Forschungsteam an der University of California (Doll et al. 2015) fand heraus, dass durch Achtsamkeits-Methoden eine sogenannte intrinsische funktionelle Konnektivität (IFK) entsteht, deren Funktion darin besteht, die Aufmerksamkeit in der Wahrnehmung zu halten und sie nicht in das Denken / Handeln gehen zu lassen. Die IFK ist eine Verbindung des Ruhenetzwerks (DMN) mit dem salienten Netzwerk (SN) und ist damit wesentlich größer als die beiden letztgenannten Netzwerke. Auf diesen Zusammenhang bin ich bereits in Kapitel 5 (Pratyahara) eingegangen. Ich greife ihn an dieser Stelle erneut auf, da das Erleben von Affekten in Shavasana nach der Praxis von Asana automatisch in den Prozess des Pratyahara führen kann.

Für diese Integration muss ich erst einmal bereit sein hinzuschauen, und dann sollte ich bereit sein, darauf zu vertrauen, dass das Richtige passiert. Erst später, im Pratyahara, können weitere Prozesse in Gang gesetzt werden, die zur vollständigen Integration führen. Manchmal passieren diese Prozesse spontan in der Nachbetrachtung, sodass ich nicht erst förmlich in ein Pratyahara gehen muss.

Wichtig an dieser Stelle ist die Affekttoleranz. Alles, was ich ausgelöst habe, bin ich auch bereit zu betrachten, anzunehmen und zuzulassen. Affekte sind die Sprache meines Körpers und unbedingt zu akzeptieren. Sie sind Rückmeldungen über seine Selbstregulation. Das Ausführen-Wollen eines Asana ist der Teil der Selbstregulation, der meiner Absicht und damit mir selbst unterliegt. Die Affekte sind der Teil der Selbstregulation, der meinem Organismus unterliegt.

	Intention	**Affekt**
Herkunft der Selbstregulation	durch das Ich initiierte Selbstregulation	durch den Körper initiierte Selbstregulation

Tabelle 6.2: Selbstregulation

Die Intention setzt eine Anforderung, die der Anpassungsfähigkeit des Körpers entsprechen sollte. Kann sich der Körper dieser Anforderung, obwohl sie angemessen ist, nicht anpassen, gibt es dafür einen Grund.

	Der Körper kann sich der Anforderung anpassen.	**Der Körper kann sich der Anforderung nicht anpassen, obwohl sie angemessen ist.**
Affekte	▪ klingen innerhalb von wenigen Minuten vollständig ab ▪ keine organischen Affekte ▪ keine emotionalen Anteile in den Affekten.	▪ klingen nicht nach wenigen Minuten ab ▪ hoher Anteil organischer Affekte wie: Übelkeit, Dissoziation, ...

Tabelle 6.3: Affekte und Anpassungsfähigkeit des Körpers

Im zweiten Fall neigen wir dazu, die Asanas zu meiden, und eine nicht vollständige Integration der jeweiligen Körperregionen würde so weiterhin chronifiziert werden. Die Meidung bestimmter Regionen führt außerdem dazu, dass wir immer weniger Sicherheit und Vertrauen in den Körper haben. Die Disposition für das Aktivieren von Erstarrungs- oder Kampf-Flucht-Reflexen bleibt so erhalten.

Erst wenn ich die Erfahrung mache, dass der Körper sich vollständig selbst regulieren kann, entstehen Vertrauen und Sicherheit. Bringe ich über eine Intention (Asana) diese Körperstellen in einen Zustand, in dem anschließend keine vollständige organismische Selbstregulation stattfindet, dann reicht die Intention allein nicht aus. Über den Weg des Pranayama kann ich mithilfe von Pratyahara weiter an der Selbstregulation arbeiten. Pratyahara arbeitet nicht mit Intention, sondern mit Affekttoleranz.

Erst durch die Konfrontation mit den affektiven Anteilen in uns vervollständigen wir uns nach und nach. Die innere Haut spricht insofern zu uns, als dass sie uns auffordert, an diesen Stellen aus der Intention heraus- und in die Akzeptanz hineinzugehen.

Welchen Nutzen gibt es für die Traumatherapie?

In der traumatischen Extremsituation wird das Erlebte fragmentarisch gespeichert. Es befindet sich also ohne Zusammenhang in den verschiedenen Bereichen des Nervensystems, in visuellen, auditiven, sensorischen, olfaktorischen, muskel-propriozeptiven und auch faszialen Subsystemen.

In dieser Fragmentierung bleiben eine Information und eine Energie geladen, sodass sie durch bestimmte Auslösereize wieder getriggert werden können. Es kommt zu Entladungen, deren Intensität nicht immer der emotionalen Kapazität des Traumatisierten entspricht. Deswegen kommt dem Pranayama große Bedeutung zu, denn durch eine Erhöhung der Auslöseschwelle für Reflexe lassen sich Ladungsspitzen besser kontrollieren. Sie können jetzt nicht mehr durch die Reflexzentren gepuscht werden. Die Intensität von Affekten und Emotionen ist moderater, sodass sie besser toleriert werden können (Affekttoleranz). Obwohl sie immer noch große Teile des Gehirns aktivieren, lassen sich die Emotionen nun besser beobachten. Die Aktivierung großer Teile des Gehirns trägt zur Verbindung der Neuronen bei, wodurch neuronale Netzwerke weiter wachsen und der Übende resilienter wird.

6.6 Traumasensible Ausführung von Asanas: Ziele und Prozess

Beim traumasensiblen Üben der Asanas ist die Faszien- und Tonusgrenze von großer Bedeutung, denn wird diese überschritten, zeigt sich eine fasziale und tonische Dysregulation. Bis an die Grenze zu gehen (oder ganz leicht über sie hinaus) ist hochwirksam, um Affekte und Emotionen aus dem Gewebe zu generieren. Bei einer zu weiten Überschreitung wird jedoch dem Gewebe Schaden zugefügt. Es kommt zu Schmerzen und Mikrotraumen.

Es ist wichtig, dass ein erfahrener Yogatherapeut für die Einhaltung der Faszien- und Tonusgrenze (siehe Abb. 6.1) sensibilisiert. Oft haben Übende den Anspruch, Haltungen extrem perfektionistisch auszuführen. Unsicherheiten im Umgang mit dem eigenen Körper kompensieren sie, indem sie sich an Richtlinien festhalten. Zum traumasensiblen Yoga gehört es aber, diese Verunsicherung während der Asanas halten zu können.

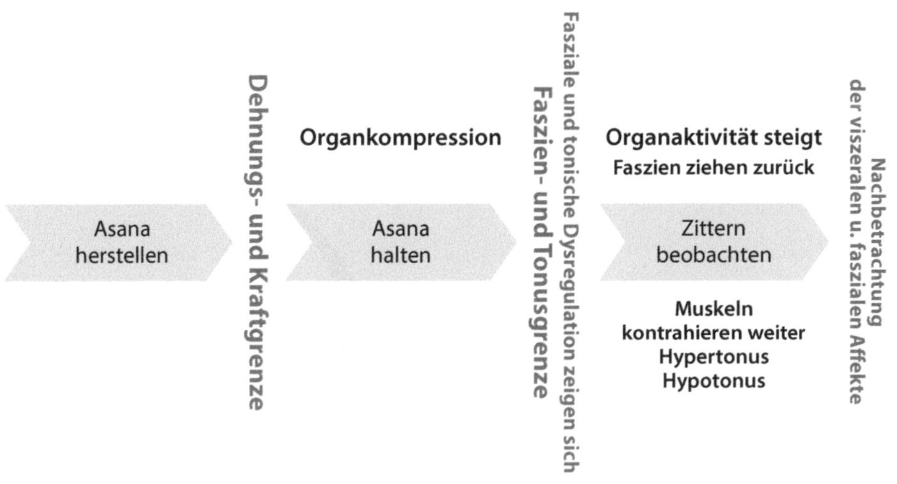

Abbildung 6.1: Asanas: Ziele und Prozess

6.7 Beispiele für konkrete Asanas

Im Folgenden werden zwei Asanas dargestellt, um den Prozess des Containings (Akzeptieren von Affekten und Emotionen für eine bestimmte Zeitdauer) während der Asanas besser veranschaulichen zu können. Es gibt keinen bestimmten Grund für die Auswahl genau dieser Asanas; es hätten auch zwei oder mehrere andere sein können.

6.7.1 Parsvakon (Winkelstellung)

Ausführung: Parsvakon ist eine Stehhaltung. Man steht aufrecht, die Füße mindestens einen Meter auseinander, und hebt dann beide Arme waagerecht seitlich an. Nun dreht man den Kopf nach rechts und schaut auf die rechte Hand. Dann wird das linke Bein angewinkelt, dabei dreht sich der Fuß um 45 Grad nach links. Mit dem linken Ellenbogen stützt man sich auf das linke Knie und bringt, auf die rechte Hand schauend, den rechten Arm langsam und ausgestreckt in die Verlängerung der Linie des rechten Beines und der rechten Rumpfseite. So entsteht eine lange gerade Linie aus rechtem Bein, rechter Rumpfseite und rechtem Arm. Der Blick ist immer noch auf die rechte Hand gerichtet, der Kopf dazu ein wenig gedreht.

Diese Übung erfordert sehr viel Gleichgewichtsvermögen. Der Übende bleibt in der Haltung, solange er Kraft dazu hat. Details, die zur perfekten Ausführung von Parsvakon gehören, können hier vernachlässigt werden. Die wichtigste Aufgabe ist die Konfrontation mit den während des Asana wahrnehmbaren Affekten und Gefühlen im Körper.

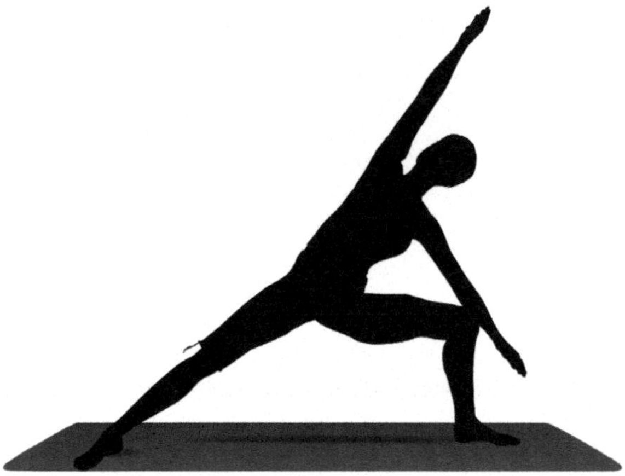

Abbildung 6.2: Parsvakon (© ISTANBUL2009)

Nachspüren: Nach Durchführung von Parsvakon begibt sich der Klient auf der Yogamatte in die Rückenlage. Er schließt die Augen und spürt im Körper nach. Die Haltemuskulatur lockert sich, der Körper meldet dem Gehirn mehr sensorische Signale als vorher. Darin enthalten sind Affekte und Emotionen aus solchen Körperteilen, die beim Halten des Asana nicht vollständig in die Architektur der Haltung integriert waren. Daher bildeten sie einen Widerstand, an dem das Gewebe besonders starke Zugkräfte erleiden musste. Diese Auswirkungen werden nun in der Rückenlage besonders gut wahrgenommen.

Darüber hinaus vermittelt das Asana dem Körper einen neuen „Bauplan“ für die Körperhaltung, dem das alte Haltungsmuster gegenübergestellt wird. Zwischen diesen beiden Möglichkeiten der Körperhaltung finden in der Nachbetrachtung Wechselwirkungen statt, die ebenfalls wahrgenommen werden können.

Aus den Regionen, die neuronal noch nicht so stark verbunden sind, fließen nun ebenfalls affektive Signale zum Gehirn. Diese sind besonders bedeutsam, da ihre Wahrnehmung zur vollständigeren neuronalen Konnektivierung dieser Körperregionen mit dem zentralen Nervensystem beitragen. Dieser Prozess ist dafür sehr wichtig, denn so kommt es zu dem von Hebb (1949) beschriebenen Vorgang der synaptischen Verbindung.

Das traumasensible Vorgehen beim Nachspüren von Parsvakon: Während der Nachspürphase ist es besonders wichtig, den zur Atemhilfsmuskulatur gehörenden Serratusmuskel (verläuft von der Brust Richtung Rücken) zu beobachten. In ihm werden Erfahrungen gespeichert, die zum Bindungserleben gehören.

Eine zentrale Bindungserfahrung ist die, ob und wie meine Bedürfnisse bei meinem Gegenüber Raum bekommen oder nicht. Der Serratusmuskel reagiert auf dieses Erleben erheblich, da er den Atemraum erweitert. Macht man die Erfahrung, dass eigene Bedürfnisse im Bindungsraum zur Geltung kommen, kann man tief durchatmen; dann arbeitet auch der Serratusmuskel. Macht man hingegen die Erfahrung, dass eigene Bedürfnisse im Bindungsraum nicht zur Geltung kommen, zeigt sich das auch in einem eingeschränkten Atemraum.

Wenn wir durch Parsvakon den Serratusmuskel aktivieren, werden auch die diesbezüglichen Erfahrungen reaktiviert und in der Nachbetrachtung beobachten wir diese Reaktivierung. Durch akzeptierendes und raumgebendes Wahrnehmen der Affekte und Emotionen können die notwendigen neuronalen Anbindungen an das zentrale Nervensystem nachwachsen und dadurch heilen auch die entwicklungstraumatischen Wunden langsam aus. Sie waren entstanden, weil unsere Bedürfnisse in Bindungen – möglicherweise in der Bindung zu unseren Eltern – zu wenig Raum hatten.

Manchmal braucht es in der Yogatherapiesitzung ein Gegenüber. Deshalb sollte ein erfahrener Yogatherapeut anwesend sein, der die entsprechenden Vorgänge kennt und die akzeptierende Wahrnehmung unterstützt.

6.7.2 Bhujangasana (Kobra)

Ausführung: Man liegt in Bauchlage auf der Yogamatte und legt zuerst die Hände seitlich neben die Schultern, und zwar mit der flachen Hand auf den Boden, um eine stützende Wirkung zu erzielen. Vor der Ausführung des Asana hebt man den Kopf so, dass die Stirn den Boden berührt. In dieser Ausgangsposition ist die Halswirbelsäule sanft gedehnt. Dann schiebt man die Nasenspitze über den Boden, nach vorne, bis sie sich abhebt, danach das Kinn weiter nach vorne über den Boden bis auch dieses sich abhebt. Nun hebt man sanft den Kopf in eine mittlere Höhe, ohne vollständige Kraftentfaltung. Danach senkt man auf die gleiche Weise wieder den Kopf, wobei zuerst die Kinnspitze, dann die Nasenspitze und dann zum Schluss die Stirn wieder den Boden berühren. Der Nacken ist erneut gedehnt.

Diese Hebe- und Senk-Prozedur wiederholt man zehn- bis zwanzigmal sanft, langsam und bewusst hintereinander. So wird die Halswirbelsäule in ihrem Bewegungsablauf optimiert. Erst danach beginnt man mit der endgültigen Kopfhebung (siehe Beschreibung oben). Die oberste Hebemarke ist der Punkt, wo der untere Rippenbogen den Boden deutlich berührt, sodass man über den unteren Rippenbogen eine Stützsäule aufbauen kann, um den Lendenwirbelbereich zu entlasten (Prophylaxe gegen einen Bandscheibenvorfall im Lendenbereich).

In tiefen Atemzügen verbleibt man, indem man sich auf die unteren Rippenbögen stützt, in der Kobra. Auch die Hände stützen ein wenig, aber nur einen geringen Teil der Gesamtlast des Oberkörpers.

Alternativ können die Arme hinter dem Rücken gestreckt werden und die Hände fassen sich.

Wenn die Kräfte zum Aufrechterhalten der Kobra nachlassen, senkt man Kopf und Oberkörper wieder in der oben beschriebenen Prozedur ab und dehnt den Nacken.

Danach geht man z. B. in die Kindhaltung, eine Entspannungshaltung, die als Ausgleich nach der Kobra durchgeführt werden kann. Die Ausgleichsübung „Kind" bewirkt eine Abmilderung der Intensitätsrate der Affekte. Zum vollständigen Nachspüren ist das nicht immer erwünscht. Der Übende sollte deshalb selbst entscheiden, ob für ihn eine Ausgleichsübung wirklich notwendig ist.

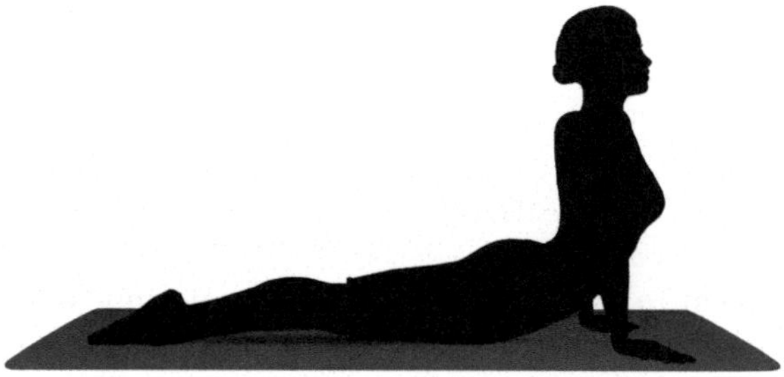

Abbildung 6.3: Bhujangasana (© ISTANBUL2009)

Nachspüren:

Das traumasensible Vorgehen beim Nachspüren von Bhujangasana: Während der Nachspürphase von Bhujangasana in der Totenlage (Shavasana) sollte man auf den Latissimusmuskel (großer Rückenmuskel) und den mittleren Trapezmuskel (im Nacken) achten. Affekte und Emotionen, die sich in diesen Muskeln befinden, spielen in der Nachbetrachtung eine wichtige Rolle.

In der Zeit vom ersten bis zum 16. Lebensmonat entwickeln sich beim Kind die bindungsbezogenen Bedürfnisse: Blickkontakt, Greifen nach der Mutter oder dem Vater; Aufrichten aus der Bauchlage, um die Mutter oder den Vater sehen zu können, und die mimische Reaktion auf den gelungenen Kontakt mit den Augen. Dadurch entsteht das Social Engagement System (SES). Wichtig ist: Hat das Kind, nachdem es sich aus der Bauchlage aufgerichtet hat, einen wohlwollenden Kontakt hergestellt oder nicht? Kommt kein Kontakt zustande, lassen auch die Bemühungen, sich aufzurichten, langsam wieder nach. Der mittlere Trapezmuskel bildet sich nicht voll aus, seine neuronale Verbindung mit dem zentralen Nervensystem ist ebenfalls nicht vollständig ausgeprägt.

Auch die emotionale Erfahrung der vergeblichen Kontaktaufnahme ist in den Zellen des mittleren Trapezmuskels konditioniert. Wenn man dann als Erwachsener in die Kontraktion dieses Muskels geht, beispielsweise beim Üben der Kobra (Bhujangasana), und fühlt sich dabei sehr unwohl, kann das an den vergeblichen Kontaktaufnahmen in der Kindheit liegen. Dieser komplexe Zusammenhang ist meist nicht bewusst und so reagieren die Übenden mit einer Überaktvierung des Latissimusmuskels. Dieser wird erst in einer späteren Kindheitsphase ausgebildet, wenn sich schon die Willensstruktur entwickelt hat.

Viele Yogaübende gehen also gerade in der Kobra viel zu sehr in die Aktivierung des Latissimusmuskels, um eine hohe Aufrichtung zu erreichen. Der mittlere Trapezmuskel wird dabei nicht hinreichend wahrgenommen. Später, nach vielen Jahren des Übens auf diese Weise, ist in den Lendenmuskeln ein derart hoher Muskeltonus entstanden, der leicht zum Bandscheibenvorfall führen kann.

Es ist also sinnvoll, bei der Durchführung der Kobra genauestens darauf zu achten, mit welchen Muskeln der Übende seine Aufrichtung realisiert. Ist sichergestellt, dass sie mit dem mittleren Trapezmuskel und nicht mit dem Latissimus gelungen ist (zeigt sich an der Abstützung mit dem unteren Rippenbogen), sollten in der Nachspürphase die Affekte und Emotionen aus dem mittleren Trapezmuskel akzeptierend und raumgebend wahrgenommen werden. So kann der Muskel an das zentrale Nervensystem „andocken" und es kann gelingen, entwicklungstraumatische Vernachlässigungen in der Kindheit zu heilen, ohne in die Erinnerung gehen zu müssen. Alles ist im Körper gespeichert und wartet darauf, wahrgenommen und geheilt zu werden.

6.8 Wie kommt es dazu, dass Muskeln nicht gut mit dem zentralen Nervensystem verbunden sind?

Nach einer Traumatisierung können Muskeln einen Hypertonus oder auch einen Hypotonus aufweisen. Bei einer Traumatisierung in der Kindheit, besonders bei der entwicklungsbedingten Traumafolgestörung, haben die betroffenen Muskeln nach der Traumatisierung weniger neuronalen Kontakt zum zentralen Nervensystem. Der Organismus wächst weiter und während dieses Wachstums verbindet sich alles neuronal miteinander. Traumatisierte Muskeln können jedoch nicht so gut an diesem neuronalen Wachstum teilhaben, denn durch die Traumatisierung sind sie wie eingefroren. Folglich kann auch das zentrale Nervensystem den Tonus dieser Muskeln schlechter regulieren; bis zu einem gewissen Grad sind sie sogar vom zentralen Nervensystem getrennt.

Hierfür findet man häufig den Begriff Fragmentation. Gewebe, das nicht hinreichend an das zentrale Nervensystem angeschlossen ist, ist nicht verbunden oder, anders ausgedrückt, es ist fragmentiert. Ein solcher Muskel behält daher seine Tonusanomalie bei, bleibt also hyper- bzw. hypotonisiert.

Die Verbindung über afferente (sensorische) wie efferente (motorische) Fasern mit dem zentralen Nervensystem ist nur sehr gering. Nervenzellen, die den betroffenen Muskel zum Beispiel motorisch steuern, erhalten über die Gammaschleife nur wenig Feedback aus dem Muskel. Es fließen folglich nur wenige Impulse mit geringen Signalstärken zum zentralen Nervensystem und das wiederum hat zur Folge, dass die Toleranzwerte gegenüber den Impulsen aus den afferenten Fasern gering sind.

Die Auslöseschwellen sind also niedrig und es kommt schnell zur Auslösung starker Reflexe. Erfährt der betroffene Muskel Stimuli, die in irgendeiner Form mit dem Trauma assoziiert sind, entstehen schnell höhere Efferenzwerte. Diese lösen im zentralen Nervensystem sofort starke Reflexe aus, die sich in Form von starken Affekten zeigen. Die Affekte wiederum lassen sich nur sehr schwer willentlich unterdrücken; der Klient erleidet einen Kontrollverlust und fühlt sich hilflos. Im Zustand der Hilflosigkeit können aber höher gelegene kortikale Strukturen nicht zur Regulation der Affektstärken beitragen. Die fragmentierte Information bleibt deshalb affektiv geladen.

7. | Ausgewählte Pranayama-Übungen

7.1 Kapalabhati – die reinigende Atmung

Was ist Kapalabhati? Schon aus der Wortbedeutung ergeben sich Anhaltspunkte. *Kapala* kann man mit „Hirnschale, Kopf, Schädel" übersetzen, *Bhati* steht für „Reinigung" bzw. „leuchten". Kapalabhati führt also infolge von Reinigung zu einem „leuchtenden Kopf". Damit sind sowohl der physische Schädel als auch das Gehirn mit seinen Funktionen und Inhalten gemeint. Durch Kapalabhati wird der Kopf „sauber", frei von dem, was sich gerade in ihm befindet. Damit sind die Gedanken gemeint, von denen wir oft so viele haben, ohne recht zu wissen, wie wir sie aus dem Kopf bekommen können.

Wie übt man Kapalabhati? Man nimmt eine Sitzhaltung ein, z. B. den Schneidersitz (Sukhasana), den Diamantsitz (Vajrasana), oder setzt sich auf einen Stuhl. Der Körper ist leicht nach vorne gebeugt, das Becken nach hinten gekippt, damit die Lendenwirbelsäule eher etwas nach außen gewölbt ist und damit ein Hohlkreuz vermieden wird. Dann legt man die Handflächen auf den Bereich der unteren Rippen.

Die Übung beginnt in der Atemmittellage, das ist der Moment zwischen Ein- und Ausatmung, wenn alle für die Atmung notwendigen Muskeln entspannt sind (siehe Abb. 7.1). Während der gesamten Übungsdauer wird der Brustkorb nicht aktiv ausgedehnt.

Für einen ersten aktiven Atemausstoß drücken Sie den oberen Bauch mit einer kleinen heftigen Bewegung nach innen. Unter den Handflächen spüren Sie, dass sich die Flanken dadurch zusammenziehen. Gleichzeitig entweicht die Luft recht heftig durch die Nase und die Bauchmuskulatur entspannt sich wieder. Unter den Handflächen spüren Sie infolgedessen eine *passive* Ausdehnung der unteren Rippen. Hierdurch geschieht auch die Einatmung passiv, die Atemmittellage ist wieder erreicht.

Diese Ausatemstöße werden nun in der beschriebenen Art und Weise rhythmisch wiederholt. Die Ausatmung erfolgt jeweils aktiv, die Einatmung geschieht hingegen passiv. Das Volumen jeder Einatmung beträgt nur etwa 150 bis 200 ml. Die Atemfrequenz sollte bei etwa 60 bis 120 Atemstößen pro Minute liegen, was maximal zwei Atemstöße pro Sekunde bedeutet.

7.1.1 *Wie wirkt Kapalabhati auf den Körper?*

Der Ventilations-Perfusions-Koeffizient

Der Ventilations-Perfusions-Koeffizient gibt das Verhältnis an zwischen Ventilation (Lungenbelüftung) und Perfusion (Kapillardurchblutung). In der Regel beträgt die Ventilationsrate (ein- und ausgeatmete Luft pro Zeiteinheit) in Ruhe ungefähr fünf bis sieben Liter in der Minute, während etwa sechs bis acht Liter Blut pro Minute durch die Lunge fließen (Perfusionsrate). Im Ruhezustand liegt der Ventilations-Perfusions-Koeffizient durchschnittlich bei annähernd 0,8. Je niedriger dieser Wert bei Gesunden ausfällt, umso höher ist der Wirkungsgrad der Lunge zu bewerten. In den oberen Teilen der Lunge ist die Ventilationsrate höher, in den unteren Teilen die Perfusionsrate (jeweils im Ruhezustand). Der Ventilations-Perfusions-Koeffizient ist im oberen Teil der Lunge also größer als im unteren Teil.

Forstell kam 1983 in einer Studie zu dem Ergebnis, dass der Ventilations-Perfusions-Koeffizient durch Kapalabhati in der Lunge insgesamt abnahm, im oberen Teil der Lunge deutlicher als in den unteren Teilen der Lunge. Im oberen Teil der Lunge kam es zu einer höheren Durchblutung durch Kapalabhati, während in den unteren Teilen der Lunge die Atemmenge pro Zeiteinheit größer wurde (Forstell et al. 1983, S. 1854–1861). Nach Kapalabhati war also der Ventilations-Perfusions-Koeffizient homogener und insgesamt niedriger, die Lunge hatte einen höheren Wirkungsgrad erreicht.

Die Wirkung von Kapalabhati auf die Herzfrequenzvariabilität

1991 untersuchte Stancak den Einfluss von Kapalabhati auf die Herzrate (Anzahl der Herzschläge pro Zeiteinheit) und die Atemfrequenz (Anzahl von Atemzügen pro Zeiteinheit). Das Herz kann seine Frequenz je nach Bedarf anpassen und den Zeitabstand von einem Herzschlag zum nächsten in Abhängigkeit vom Grad der situativen Belastungen (Herzfrequenzvariabilität) regulieren. Stancak stellte fest, dass sich die Rhythmen von Herz und Atmung synchronisieren (respiratorische Sinusarrhythmie). Eine solch messbare Synchronisation der Rhythmen von Herz und Atmung wurde übrigens auch bei positiven Gefühlsreaktionen festgestellt (Tiller et al. 1996).

Die Herzkontraktion schaltet sich in die Einatmungsphase, die Entspannung des Herzmuskels in die Ausatmungsphase von Kapalabhati ein (Stancak et al. 1991, S. 124). Die phasenweise Verschiebung von Einatmung und Herzkontraktion bedeutet eine enorme Erleichterung für den Kreislauf. Das Anspannen der Bauchdecke übt Druck auf die untere Hohlvene aus. Durch diesen Druck steigt das venöse Blut zum Herzen, das sich gerade entspannt, sodass es passiv mit Blut gefüllt wird. Diese

Venenpumpe erleichtert die Arbeit des Herzens. Wenn die Bauchmuskulatur wieder entspannt, dehnen sich die Rippenzwischenräume und der Brustkorb weitet sich, wodurch in der Lunge ein Unterdruck entsteht – die Einatmung erfolgt.

In dieser Phase von Kapalabhati befindet sich das Herz in Kontraktion, was den Blutfluss vom Herzen zur Lunge zur Folge hat; der Blutfluss zur Lunge wird gleichzeitig durch den Unterdruck in der Lunge unterstützt. Sowohl Venenpumpe als auch Unterdruck in der Lunge während der Kompressionsphase des Herzens tragen zu einem widerstandsfreieren Funktionieren des Kreislaufs bei. Ein zuvor überhöhter Blutdruck kann dadurch absinken, während für Teilnehmer mit niedrigem Blutdruck kein weiterer Blutdruckabfall zu befürchten ist. Im Gegenteil werden durch die Synchronisation von Herzrate und Atemfrequenz auch die selbstregulativen Vorgänge erleichtert.

Eine weitere physiologische Auswirkung von Kapalabhati wurde in einer Studie von Ebert (1995, S. 124) festgestellt. Er fand einen Anstieg der Kohlendioxidkonzentration im arteriellen Blut, was für eine Abnahme des Atemgaspartialdrucks des arteriellen Bluts steht.

7.1.2 Wie wirkt Kapalabhati psychologisch und neuronal?

Steigerung der Kontrollüberzeugung

Unter Kontrollüberzeugung versteht man, dass eine Person subjektiv davon überzeugt ist, eine für sie selbst als positiv erlebte verhaltensabhängige Konsequenz selbst verursachen zu können.

Wie oben beschrieben, hat Kapalabhati einige günstige Effekte: Nach der Übung wird die Atmung ruhig und geschieht mühelos. Die Vigilanz nimmt zu, was als Zustand größerer Präsenz im Hier und Jetzt bei niedrigerem Erregungsniveau empfunden wird – man ist wach und entspannt („leuchtender Kopf"). Der Kapalabhati-Übende erlebt sich selbst als Verursacher dieser Wirkungen. Er aktiviert willentlich seine Bauchmuskulatur, setzt die Kontraktionen aktiv hintereinander und bestimmt selbst, wie schnell und wie häufig die Atemstöße aufeinander folgen. Insofern versteht er auch die unmittelbar nach der Übung wahrnehmbaren Zustandsveränderungen als Folge seines aktiven Eingreifens in das Atemmuster. Seine Kontrollüberzeugung wächst.

Welchen Einfluss hat Kapalabhati auf neuronale Netzwerke?

Um diese Frage zu beantworten, muss ich zuvor ein Phänomen erläutern: das der „Flimmerverschmelzungsgrenze". Hiermit bezeichnet man den Moment, in dem aufeinanderfolgende Bilder nicht mehr als Einzelbilder wahrgenommen werden, sondern der Eindruck einer Bewegung entsteht. Mit dieser optischen Täuschung arbeitet der Film. Aus einzelnen Bildern entsteht ein bewegtes Bild. Den Zeitabstand zwischen den einzelnen Bildern bezeichnet man als Inter-Stimulus-Intervall (ISI). Ab einem ISI von etwa 200 Millisekunden werden aufeinanderfolgende Phänomene als Bewegung wahrgenommen und Veränderungen, die in so kurz aufeinanderfolgenden Abständen erfolgen, können vom Beobachter nicht mehr als Veränderungen wahrgenommen werden. Stattdessen werden zwei Präsentationen, die in äußerst geringer zeitlicher Abweichung dargeboten werden, so wahrgenommen, als würden sie gleichzeitig stattfinden.

Bei Kapalabhati produziert der Übende Atembewegungen in rascher Aufeinanderfolge, nach einiger Übung von weniger als 200 Millisekunden. Um die Teilabläufe der Atembewegung jedoch korrekt auszuführen, muss der Übende das Hintereinander-Setzen von Atemstößen kontrollieren können. Bei einer hohen Geschwindigkeit von über 120 Atemstößen pro Minute (120-mal ausatmen, 120-mal einatmen und 120-mal dazwischen Pause machen = 360 Aktionen in 60 Sekunden; bleiben pro Aktion nur 166 Millisekunden) kann er seine Atembewegungen nur dann kontrollieren, wenn sich bei ihm die Flimmerverschmelzungsgrenze durch das fortgesetzte Üben von Kapalabhati erhöht.

In einer von Armin Gottmann 1972 in Mainz durchgeführten Studie über die physiologischen Auswirkungen von Bhastrika (bei dieser Übung folgen Kapalabhati und Jalandhara-Bandha mehrmals im Wechsel aufeinander; siehe 7.4) konnte dies auch bestätigt werden. Durch das Üben von Bhastrika konnte tatsächlich die Wahrnehmung verbessert werden und der ISI lag im Bereich um 200 Millisekunden. Es ist sehr wahrscheinlich, dass der Kapalabhati-Teil von Bhastrika zu dieser in Gottmanns Untersuchung festgestellten Verbesserung der Wahrnehmung führte.

Hier zeigt sich eine Wechselwirkung: Konzentrationsfähigkeit ist einerseits die Voraussetzung für willkürliche motorische Aktivität; auf der anderen Seite unterstützt willkürliche motorische Aktivität die Entwicklung der Konzentrationsfähigkeit. Der Übende muss sich also kontinuierlich auf den Ablauf konzentrieren, will er bewusste schnelle Bewegungen aneinanderreihen. Die willkürliche schnelle wechselnde Muskelaktivität fördert auf der anderen Seite aber auch seine Konzentration. Kapalabhati trainiert somit das damit zusammenhängende neuronale Netzwerk, und durch fortgesetztes Üben von Kapalabhati steigt die Fähigkeit zur Verarbeitung von Informationen, anders ausgedrückt: die Fähigkeit, Veränderungen in kleinsten Zeitintervallen zu registrieren. Es gibt so immer weniger Unterbrechungen der präsenten Aufmerksamkeit.

Die Konzentration auf die aktiven und passiven Atemphasen ist eine sehr entscheidende Ursache für die mit Kapalabhati angestrebten Zustandsveränderungen. Durch die kontinuierlich wachsende Aufmerksamkeit wird die Voraussetzung für Meditation geschaffen. Meditation ist ein Zustand kontinuierlicher Aufmerksamkeit.

Wie körperliche und psychologische Wirkungen von Kapalabhati interagieren

Wenn wir nicht aktiv eingreifen, steuern autonome Prozesse unsere Atmung. Auf eine aktive Einatmung folgt jeweils eine passive Ausatmung. Bei Kapalabhati zeigt sich ein ganz anderes Atemmuster: aktive Ausatmung, passive Einatmung, niedrige Atemmenge, kurze Atemfrequenz. Wegen dieser deutlichen Abweichungen von der autonom gesteuerten Atmung kann Kapalabhati nicht ohne Aufmerksamkeit durchgeführt werden. Natürlich kann man auch die natürliche Atmung beobachten, aber auch ohne Beobachtung läuft sie automatisch ab.

Bei Kapalabhati hingegen erfordert jede Ausatmung eine willentliche Einflussnahme. Ohne diese und ohne kontinuierliche Konzentration würden recht bald unwillkürliche Prozesse wieder die Atmung steuern, d. h. aktive statt passive Einatmung, passive statt aktive Ausatmung, hohe Atemmenge, niedrige Atemhäufigkeit. Eine zweiminütige Kapalabhati-Übung erfordert also eine häufige Wiederholung der erforderlichen Willensimpulse. Neben förderlichen Auswirkungen auf die Konzentrationsfähigkeit (s. o.) wird auch die Intention gestärkt. Für traumatisierte Klienten ist es deshalb zunächst befremdlich, Kapalabhati durchzuführen. Sie sind es nicht gewohnt, solche stetigen Willensäußerungen – hier mittels der Atmung – zu machen.

Auf der physiologischen Seite bewirkt Kapalabhati Veränderungen wie Vasodilatation (Gefäßerweiterung) und Steigerung der Durchblutung im Präfrontalkortex. Diese aktivierenden Prozesse verbessern wiederum die Konzentrationsfähigkeit, sodass die Bewegungsabläufe noch präziser aufeinanderfolgen. Konzentrationsfähigkeit und aktivierende physiologische Wirkungen von Kapalabhati verstärken sich gegenseitig. Je besser die Konzentration, desto exakter können die Bewegungsabläufe ausgeführt werden, und je korrekter die Bewegungsabläufe, umso besser wird der Präfrontalkortex durchblutet. Nur wer um diese Wechselwirkungen weiß, versteht die Übung wirklich vollständig und kann sie wirkungsvoll einsetzen. Erst durch das Zusammenspiel von Konzentration und motorischer Aktivität entsteht der Zielzustand der wachen entspannten Aufmerksamkeit.

7.1.3 Mit Kapalabhati Folgen von Hyperventilation bewältigen

Bei der Hyperventilation folgt auf eine hochvolumige aktive Einatmung eine passive Ausatmung, was erregungssteigernd wirkt. Bei Kapalabhati ist das anders, denn hier ist die Atmung niedervolumig und nur die Ausatmung ist aktiv. Allerdings sind sich Kapalabhati und Hyperventilation insofern sehr ähnlich, als dass beide eine hohe Atemfrequenz (Anzahl an Atemzügen pro Zeiteinheit) aufweisen.

Ein Klient, der Kapalabhati erlernt hat, kann bei Hyperventilation recht leicht zu Kapalabhati wechseln, indem er die gelernte Ausatembewegung einsetzt und so von aktiver Einatmung zu aktiver Ausatmung übergeht. Zwar wird die hohe Atemfrequenz von Kapalabhati beim Klienten im Sinn einer Konditionierung einen Erregungsanstieg bewirken; allerdings führen die physiologischen Wirkungen von Kapalabhati ganz real in einen entspannten Zustand. Wie bereits beschrieben, wirken die schnellen Kontraktionen der oberen Bauchmuskeln wie eine Venenpumpe. Das Herzschlagvolumen wird erhöht, die Herzschlagrate entsprechend gesenkt, der Atemgaspartialdruck wird niedriger. Der Klient erlebt diese Zustandsänderung als selbst verursacht. Durch seine eigene Muskelaktivität setzte er physiologische Veränderungen in Gang, die zu einem Erregungsabfall führten. Die Selbstwirksamkeitserwartung dieses Klienten wird steigen.

Die Atemkurve von Kapalabhati

In Abbildung 7.1 ist der Atemkurvenverlauf von Kapalabhati dargestellt. Die mittlere waagerechte Linie zeigt die Atemmittellage. Wie man an der Atemkurve sieht, beginnt Kapalabhati mit der Ausatmung, die ausgehend von der Atemmittellage mittels Kontraktion der Ausatemmuskeln (gerade Linie nach schräg unten), insbesondere der Interkostalmuskeln und der Muskulatur des Oberbauchs, entsteht. Die Einatmung erfolgt passiv (gebogene Linie nach schräg oben zurück zur Linie der Atemmittellage), durch Loslassen der zuvor kontrahierten Muskulatur. Danach folgt eine kurze Atempause. Daraufhin wiederholt sich der Vorgang.

In der Grafik sind Zeitwerte für diese Vorgänge angegeben: Dauer der Ausatmung ca. 200 Millisekunden, Dauer der Einatmung ca. 200 Millisekunden, Dauer Atempause ca. 100 Millisekunden. Daraus ergibt sich eine Frequenz von ca. zwei Atemzügen pro Sekunde. Wenn eine Gleichverteilung der Zeitsequenzen angenommen wird, dann sind je Vorgang ca. 166 Millisekunden notwendig.

Außerhalb des dunkelgrauen Bereiches erkennt man oberhalb die inspiratorische Reserve und unterhalb die expiratorische Reserve. Bei Kapalabhati als hypoventilatorische Form der Atmung mit jeweils kleinen Atemvolumina (ca. 200 ml je Atemzug ventilieren) werden diese Reservebereiche nicht erreicht. Kapalbhati kann man daher als hochfrequente und niedervolumige Atemform bezeichnen.

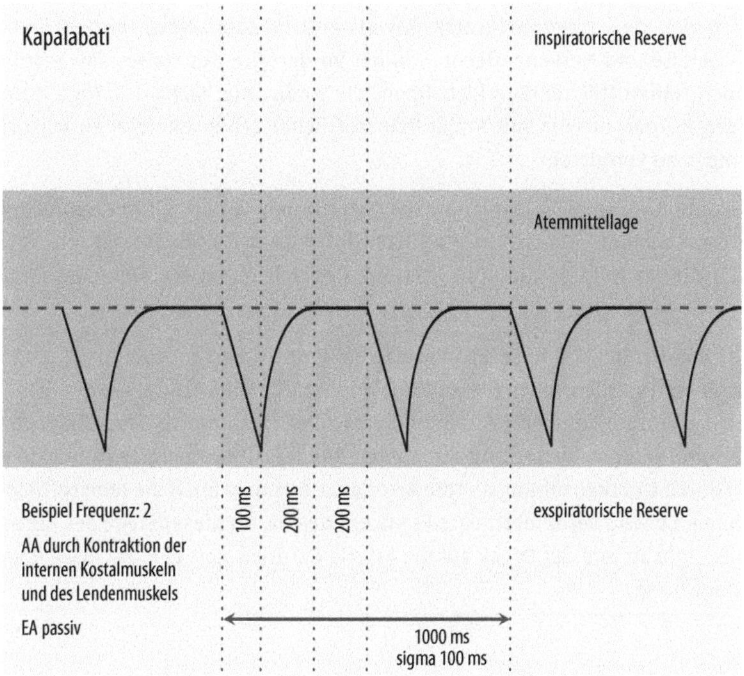

Abbildung 7.1: Kapalabhati – das Atemmuster

7.2 Jalandhara-Bandha – Kinnverschluss

Was bedeutet Jalandhara-Bandha? Das Sanskritwort *Jala* steht für „Netz" und *dharana* bedeutet so viel wie „ tragen, stützen" (Mylius 1992, S. 225). „Netz" bezieht sich auf das Gewebe – Gefäße und Nervengeflecht – an der Vorderseite des Halses sowie auf die dort verlaufenden feinstofflichen Energiebahnen, die Nadis. Aus Sicht des Yoga durchziehen Letztere den Körper, um ihn mit Prana (feinstofflicher Lebensenergie) zu versorgen und Empfindungen zu vermitteln.

Nach Iyengar (1984, S. 165) ist *Jalandhara* die Bezeichnung für die „Stimulation des Nervengeflechts am Kehlkopf". Da sich im Hals das fünfte Chakra befindet, ist mit Netz möglicherweise auch das Netz des Raumes gemeint, das sich ausweitet, wenn das Chakra aktiviert ist.

Der Begriff *Bandha* heißt übersetzt in etwa „binden" und auch „zubinden". Zugebunden oder verschlossen werden sollen die Nadis. Jalandhara-Bandha stimuliert also das Gewebe- und Nervensystem im Kehlkopfbereich und verschließt im Bereich des Auflagepunkts des Kinns auf dem Jugulum (Vertiefung am oberen Rand des Brustbein zwischen den Schlüsselbeinen) durch Druckausübung auf die Arteria Carotis dort auch die feinstofflichen Energieleitbahnen. So wird verhindert, dass Prana entweicht. An dieser Stelle des Körpers sammelt sich Energie an und der Druck auf die Arteria Carotis spielt eine wichtige Rolle für die Wirkung der Übung.

Die Ausführung von Jalandhara-Bandha

Körperliche Voraussetzungen: Der Übende sollte keinen Bluthochdruck haben und seine Halswirbelsäule sollte gesund sein. Asthma und Bronchitis sind eher keine Hindernisse, sondern eher sogar eine Indikation für diese Übung.

Vorübungen

Anheben des Brustbeins: Bei dieser Vorübung geht es darum, Unterschiede in der Stellung des Brustbeins bewusst wahrzunehmen, das Brustbein aktiv anheben und dies für die Dauer des Praktizierens von Jalandhara-Bandha beibehalten zu können.

Nach Einnehmen einer Sitzhaltung werden die Arme gestreckt, die Handballen liegen auf den Knien. Nun wird mit den Handballen Druck auf die Knie ausgeübt, sodass sich das Brustbein hebt. Gleichzeitig nähern sich ohne Anstrengung die Schulterblätter.

Dehnung der Nackenwirbelsäule: Eine Sitzhaltung einnehmen, die Brustwirbelsäule bleibt gerade. Dann den Nacken in die Länge ziehen und den Kopf Richtung Brustbein sinken lassen; die Halswirbelsäule wird lang. Die Halswirbelsäule nun noch etwas mehr dehnen, indem die ineinandergefalteten Hände auf den Hinterkopf gelegt werden. Das Gewicht der Arme und Hände drückt den Kopf vorsichtig etwas weiter nach vorne. Etwa eine Minute auf diese Weise dehnen, dann die Haltung auflösen.

Der Schlundverschluss: Um einen Kinnverschluss ausüben zu können, ist eine weitere Vorübung sinnvoll: die Beobachtung der Sprechmuskulatur beim Formen der Laute „N“ und „G“. Sprechen Sie dazu den Laut „N“ aus. Sie werden eine Engerstellung im Schlundbereich beobachten können. Während Sie dann dazu übergehen, langsam ein „G“ auszusprechen, werden Sie feststellen, dass die Sprechmuskulatur hierfür den hinteren Gaumen vollständig abdichtet und zum Aussprechen des „G“ diesen Verschluss plötzlich wieder öffnet. Wiederholen Sie das laute Aussprechen von „N“ nach „G“, bis Sie deutlich wahrnehmen, mit welcher Bewegung Sie den Schlundverschluss bewirken. Die Hinterzunge drückt dabei aktiv gegen den weichen Gaumen. Ist der Schlundverschluss entdeckt, kann man auch ohne Laut die Hinterzunge gegen den weichen Gaumen drücken bzw. auch umgekehrt den Druck wieder aktiv lösen.

Durch Jalandhara-Bandha kommt es zu einer gewissen Engerstellung in der Kehle, aber nicht zu einem Verschluss. Deshalb ist es sehr wichtig, diesen Verschluss zu bemerken und ihn gegebenenfalls lösen zu können.

Jalandhara-Bandha

Eine Sitzhaltung mit geradem Rücken einnehmen, die Arme sind gestreckt, die Handflächen liegen auf den Knien. Während einer Einatmung, wie zuvor geübt, Druck auf die Handflächen Richtung Boden geben und das Brustbein heben. Nun wie in der Vorübung den Nacken lang machen, den Kopf aber noch weiter nach vorne unten in Richtung Brust bewegen, bis das Kinn das Jugulum, die kleine Vertiefung am oberen Rand des Brustbeins zwischen den Schlüsselbeinen, berührt. Das Brustbein bleibt während der ganzen Übung gehoben. Nicht ausatmen, die Einatem-Muskulatur aktiviert lassen.

Es sollte jetzt eine leichte Anspannung im Bereich des Kehlkopfes wahrnehmbar sein. Die Atmung nach der Einatmung anhalten, solange es möglich ist. Zum Ausatmen den Kopf anheben und das Brustbein senken.

7.2.1 Forschungsergebnisse zu physiologisch messbaren Veränderungen durch das Üben von Jalandhara-Bandha

Senkung des Blutdrucks

Durch das Üben von Jalandhara-Bandha kommt es zu einer Erweiterung der Blutgefäße (Lepikovska et al. 1990, S. 99–114). Dieser Effekt lässt sich am ehesten als Folge regulativer Prozesse beschreiben. Der Druck des Kinns gegen das Jugulum übt Druck auf die Arteria carotis aus, wo sich körpereigene Blutdruckmessstellen befinden. Der gemessene Wert setzt sich zusammen aus dem Blutdruck in der Arteria carotis und dem Umgebungsdruck. Durch den Kinnverschluss ist Letzterer deutlich angestiegen.

Dieser erhöhte Wert gelangt zur Formatio reticularis und wird reflexartig durch Blutdruck senkende Maßnahmen beantwortet. Während der Übung wird der Blutdruck so weit heruntergeregelt, bis er an der Messstelle wieder den Wert vor dem Kinnverschluss erreicht.

Auf diese Weise wirkt Jalandhara-Bandha also blutdrucksenkend. Diese Wirkung ist wichtig, da bei willentlichem Atemanhalten generell die Gefahr einer Blutdruckerhöhung besteht.

Hemmung des Hering-Breuer-Reflexes

Der Hering-Breuer-Reflex sorgt dafür, dass der Atemvorgang weiterfließt. Wenn also der Brustkorb stark geweitet oder stark zusammengezogen ist, wird reflektorisch eine Bewegung eingeleitet, damit der Brustkorb aus seiner jeweiligen Extremhaltung herauskommt. Durch das willentliche Halten des Brustkorbes wird dieser Reflex gehemmt.

Dieser Reflex ist nach Josef Breuer und Ewald Hering benannt, die den Lungendehnungsreflex als Erste beschrieben haben. Er wird unwillkürlich gesteuert, kann jedoch auch bedingt willkürlich beeinflusst werden, sonst wäre es nicht möglich, den Atem anzuhalten. Durch Anhalten des Atems kommt es zu einer Erregungssenkung.

7.2.2 Was bewirkt das Üben von Jalandhara-Bandha psychologisch?

Genau wie durch das Üben von Kapalabhati gewinnt auch durch Jalandhara-Bandha der Übende über sein eigenes Tun Einfluss auf seinen psychischen Zustand. Er nimmt die Erweiterung der Blutgefäße und die Blutdruckregulierung als angenehme Zustandsänderung wahr, die er selbst durch aktives Einnehmen einer Körperhaltung und willentliches Eingreifen in den Atemprozess herbeiführen kann.

Durch Jalandhara-Bandha kommt es zu einer besonderen Art von Entspannung. Mit der nachlassenden Spannung entsteht in Ruhe ein Zustand, wie er auch appetitiven Verhaltensweisen inhärent ist. Mit der körperlichen Zunahme des Raums im Brustkorb entsteht parallel das Gefühl eines expandierenden emotionalen und geistigen Bewegungsraums. Diese besondere Energie, die nach Üben von Jalandhara-Bandha von Übenden beschrieben wird, entspricht der Beschreibung von Prana als leicht und weit. Pranayama wird oft auch als Energielenkung umschrieben. Voraussetzung hierfür ist die Wahrnehmung von Energie. Durch das Üben von Jalandhara-Bandha wird die Wahrnehmung der feinen Energie des Prana entwickelt.

Die Atemkurve von Jalandhara-Bandha

In Abbildung 7.2 wird der Atemkurvenverlauf von Jalandhara-Bandha dargestellt. Die mittlere waagerechte Linie zeigt die Atemmittellage. Wie man an dem Atemkurvenverlauf sieht, beginnt Jalandhara-Bandha mit einer tiefen Einatmung (maximale Einatmung, ausgehend von der Atemmittellage, ca. 2 Liter). Danach beginnt die Atempause, im Yoga auch Kumbhaka genannt. Die Pausendauer verläuft nach individuellem Vermögen und kann daher wenige Sekunden bis mehrere Minuten anhalten. Danach erfolgt die passive Ausatmung und anschließend atmet der Übende je nach Bedarf weiter.

Während der gesamten Atempause steigt kontinuierlich die Konzentration an Kohlendioxid im Blut an (dargestellt durch die schräg nach oben verlaufende Linie). Das Kumbhaka wird mithilfe eines aktiven Schlundverschlusses gehalten. Die Atemwege sind daher geschlossen und es kann keine Luft entweichen. Der Brustkorb muss im Verlauf der gesamten Atempause angehoben sein. Um das zu kontrollieren, wird das Kinn gesenkt, bis es das Brustbein berührt. Durch den ständigen Kontakt zwischen Kinn und Brustbein wird sichergestellt, dass das Brustbein gehoben bleibt.

Sollte das Brustbein sinken, verkleinert sich der Lungenraum, ohne dass Luft entweichen kann. Dadurch würde der Luftdruck in der Lunge ansteigen, was zu einer Blutdruckerhöhung führen kann. Daher sollte das Kinn unbedingt am Brustbein bleiben. Im deutschsprachigen Raum wird diese Übung deshalb auch „Kinnverschluss“ genannt.

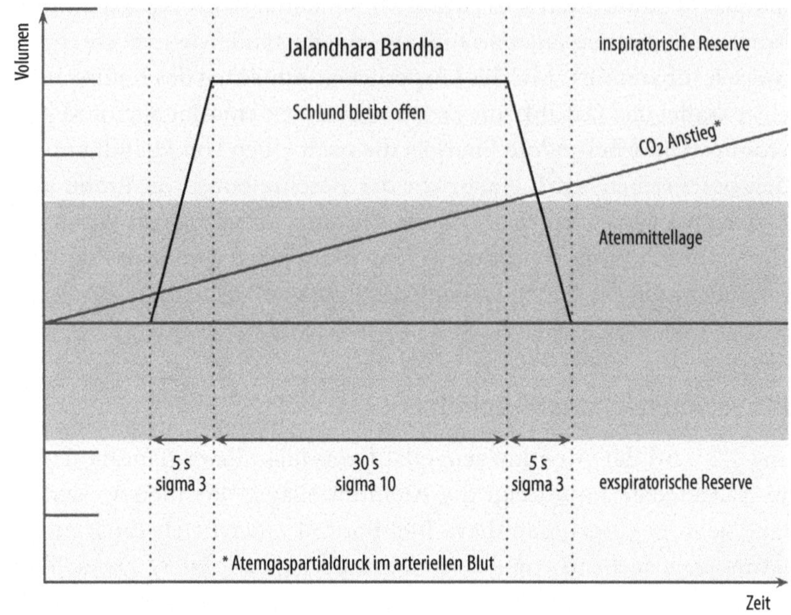

Abbildung 7.2: Jalandhara-Bandha – die Atemkurve

7.3 Uddiyana-Bandha

Was bedeutet Uddiyana-Bandha? *Uddiyana* bedeutet „nach oben fliegen", *Bandha* (vergl. Jalandhara-Bandha, S. 154) heißt so viel wie „zubinden" und bezieht sich auf die Nadis. Werden diese „zugebunden", wird Prana angesammelt. Uddiyana-Bandha sammelt die Energie an, die von der Bauchregion aus nach oben aufsteigt in Richtung Brust und Kopf.

Die Ausführung von Uddiyana-Bandha

Eine Sitzhaltung einnehmen, z.B. Fersen- bzw. Diamantsitz (Vajrasana) oder Schneidersitz (Sukhasana). Eine einfache Sitzhaltung auf dem Stuhl ist jedoch genauso möglich. Die Konzentration wird auf die Atmung gelenkt. Zunächst atmet man vollständig aus, zieht dabei den Bauch nach innen und beugt sich etwas nach vorn, um die Ausatmung zu vervollständigen. Nun wird der Schlund verschlossen (siehe hierzu Jalandhara-Bandha-Vorübung, S. 154). Für die verbleibende Übungsdauer bleibt der Schlund geschlossen.

Jetzt den Brustkorb heben. Durch die Dehnung des Brustkorbs ohne Einatmung entsteht ein Unterdruck in der Lunge, durch den der entspannte untere Bauch nach innen und nach oben gezogen wird. In dieser Form hält man eine Zeit lang (20 bis 60 Sekunden, je nach Vermögen des Übenden) die Pause nach der Ausatmung.

Der Atemreflex meldet sich sehr schnell und der Übende sollte ihm wenigstens einige Sekunden lang mit der Intention, nicht einatmen zu wollen, widerstehen. Wenn man wieder einatmen will, löst man zuvor den Schlundverschluss und atmet dann ein.

Diese Art der Ausführung der Übung orientiert sich an der Interpretation der Hathapradika III, 56 durch Garothe: „... breite den Brustkorb aus. Erlaube der Luft nicht hereinzukommen“ (Garothe, zitiert nach Bräutigam 1994, S. 89).

In alten Quellentexten sind nicht nur Beschreibungen zu finden, wonach Uddiyana-Bandha während der Atempause nach der Ausatmung (Bahya Kumbhaka) durchgeführt wird. Es werden auch Variationen beschrieben, bei denen Uddiyana-Bandha während der Atempause nach der Einatmung (Antara Kumbhaka) durchgeführt wird (Bräutigam 1994, S. 89).

Die hier beschriebene Anleitung unterscheidet sich von der bei Garothe gefundenen durch das Detail des Schlundverschlusses. Dieser bewirkt, dass in der Ausatempause durch Dehnung des Brustkorbs ein Unterdruck entsteht. Das ist sehr wichtig für die Wirkungen der Übung, die im Folgenden erläutert werden.

7.3.1 Wie wirkt Uddiyana-Bandha auf physiologischer Ebene?

In einer Studie zur Auswirkung von Uddiyana-Bandha auf die Erweiterung der Blutgefäße zeigte sich, dass es durch diese Atemtechnik zu einer Erweiterung der Arterien und Kapillaren kommt (Dostalek & Lepikovska 1982, S. 444–452). Spiegelhoff und Mukerij stellten 1971 eine Veränderung des innerabdominalen Drucks fest. Bei Uddiyana-Bandha kam es zu einem Unterdruck im rektalen Bereich. Bohle und Nespor (1979, S. 317–320) erforschten die Auswirkung von Uddiyana-Bandha auf den Sauerstoffverbrauch. Sie fanden heraus, dass es zu einer Reduktion des Sauerstoffverbrauchs kommt.

7.3.2 Wie wirkt Uddiyana-Bandha auf die Vigilanz und weitere physiologische Parameter?

Nach dem Üben von Uddiyana-Bandha steigt die Vigilanz deutlich an. Dies ist umso spürbarer, je niedriger die Vigilanz vor Beginn des Übens war. Es ist sehr wahrscheinlich, dass dieser Effekt auf die in den Untersuchungen von Dostalek und Lepikovska festgestellte Vasodilatation von Arterien und Kapillaren rückführbar ist. Die Vasodilatation reduziert den peripheren Widerstand, wodurch die Herzschlagrate gesenkt wird und somit auch der Blutdruck. Der venöse Rückstrom zum Herzen wird gefördert.

Der bei Uddiyana-Bandha erzeugte Unterdruck in der Lunge erreicht auch das Blut, das in Darm und Oberschenkeln versackt ist, und führt es wieder dem Kreislauf zu. Für die Dauer der Übung und kurze Zeit danach steht somit ein höheres Blutvolumen für das Kreislaufgeschehen zur Verfügung. Das Herz füllt sich während des Übens von Uddiyana-Bandha aufgrund der Steigerung des venösen Rückflusses zum Herzen während der Diastole mit mehr venösem Blut als bei normaler Atemtätigkeit. Das Schlagvolumen des Herzens (Differenz von enddiastolischem und endsystolischem Volumen) wird somit größer. Es kommt zu einer Blutdrucksenkung ohne nennenswerte Senkung der Herzminutenleistung (Produkt aus Schlagvolumen und Herzfrequenz).

Zusammengefasst wird durch die Vasodilatation der periphere Widerstand niedriger, wobei gleichzeitig die Versorgung mit Blutvolumen zunimmt. Infolgedessen wird das Gehirn wesentlich besser mit Blut versorgt. Der Übende erfährt dies in Form einer Steigerung der Vigilanz bei gleichzeitig niedrigem Erregungsniveau – er fühlt sich entspannt und wach.

Therapeutische Aspekte bei Hypertonie: Aufgrund der gerade beschriebenen physiologischen und psychologischen Wirkungen ist der Einsatz von Uddiyana-Bandha bei Hypertonie vorstellbar. Die Blutdrucksenkung und Entspannung bei gleichzeitiger Steigerung der Vigilanz bieten dem Hypertonie-Patienten eine Alternative für sein Vigilanzsteigerungsmuster durch Stress.

Die Atemkurve von Uddiyana Bandha

In Abbildung 7.3 wird der Atemkurvenverlauf von Uddiyana-Bandha dargestellt. Die mittlere waagerechte Linie zeigt die Atemmittellage. Wie man an der Atemkurve sieht, beginnt Uddiyana-Bandha mit einer tiefen Einatmung, gefolgt von einer tiefen Ausatmung, in der man versucht, alle Luft auszuatmen, die aktiv ausgeatmet werden kann.

Danach beginnt die Atempause nach der Ausatmung (Bhaya Kumbhaka). Der Schlund wird verschlossen, damit keine Luft eindringen kann. Danach hebt man mit geschlossenen Atemwegen (Schlundverschluss) den Brustkorb, sodass in der Lunge ein Unterdruck entsteht.

Diese Atempause wird je nach Fähigkeit einige Sekunden bis 45 Sekunden gehalten. Danach wird der Schlund wieder geöffnet und es strömt Atem in die Lunge. Daraufhin finden noch zwei bis drei Atemzüge statt, bis wieder Ruhe in der Atmung eintritt. Während der gesamten Atempause steigt im Blut die Konzentration von Kohlendioxid an.

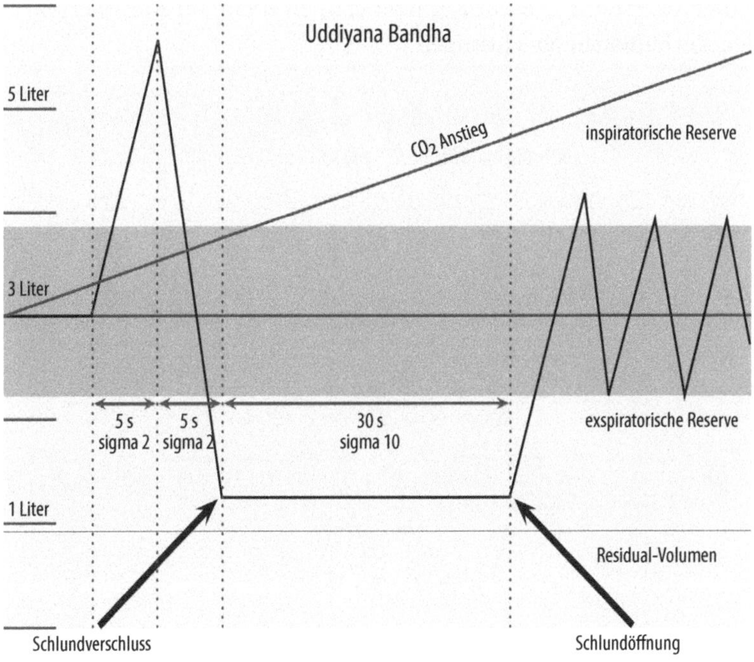

Abbildung 7.3: Uddiyana-Bandha – die Atemkurve

Uddiyana-Bandha: Atemgaspartialdrücke und Blutdruckwerte

In Abbildung 7.4 sind die Verläufe der Atemkurve, der Blutgaspartialdrücke und der Blutdruckwerte während der einzelnen Phasen von Uddiyana-Bandha in Bhaya Kumbhaka dargestellt. Wie man an der Kurve des systolischen Blutdrucks sehen kann, findet nach einer anfänglichen Steigerung eine deutliche Absenkung statt. An der Kurve des diastolischen Blutdrucks kann man sehen, dass hier verzögert auch eine Senkung stattfindet.

An der Kurve des Kohlendioxidgehalts sieht man, dass er während der Atempause zunimmt, wohingegen der Sauerstoffpartialdruck erwartungsgemäß abnimmt, da ja nicht ventiliert wird. Erstaunlicherweise nimmt der Sauerstoffgehalt nach Beendigung der Atempause, also dann, wenn man wieder tief einatmet, erheblich zu und steigt sogar über Wert vor der Übung hinaus. Das bedeutet: Der Sauerstoffpartialdruck wird positiv beeinflusst, obwohl dieser Wert normalerweise bereits nahe an der Sauerstoffsättigungskurve des Blutes liegt. Er steigt zwar nicht über den Sättigungsgehalt, befindet sich jedoch deutlich über dem normalen Sauerstoffgehalt. Letzterer gilt in der Regel als nicht beeinflussbar, außer man manipuliert ihn mit reinem Sauerstoff, wie in der Notfallmedizin.

Die dargestellten Kurven in diesem Kapitel beruhen nicht auf Messwerten, sondern auf klinischen Verhaltensbeobachtungen.

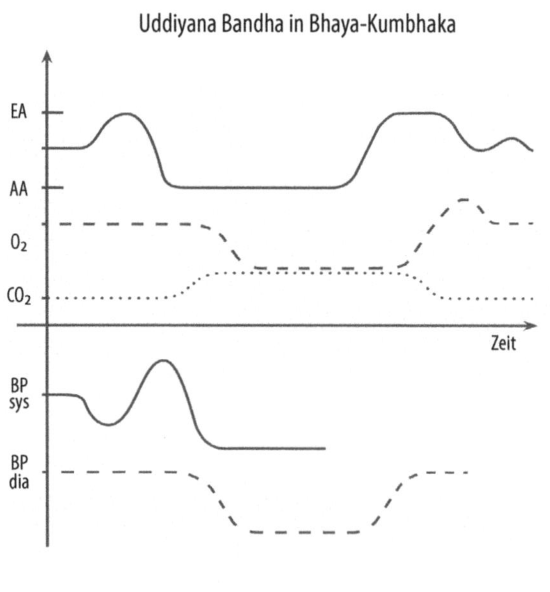

Abbildung 7.4: Uddiyana-Bandha: Atemgaspartialdrücke und Blutdruckwerte

7.4 Bhastrika

Was ist Bhastrika? Bhastrika ist eine Kombination aus Kapalabhati und Jalandhara-Bandha. Zuerst übt man etwa eine Minute lang Kapalabhati, danach Jalandhara-Bandha. Diese Kombination bezeichnet man als eine „Runde". Insgesamt führt man drei Runden aus, die insgesamt etwa fünf Minuten dauern.

In diesem Buch ist Bhastrika das Mittel, um den Pranayama-Effekt zu erzeugen.

Die Ausführung von Bhastrika

Die Übung beginnt mit Kapalabhati, das für etwa eine Minute lang durchgeführt wird. Danach folgt Jalandhara-Bhanda: Nach einem tiefen Einatmen wird der Brustkorb gehoben, unterstützt durch Druck der Handflächen, die bei gestreckten Armen auf den Knien liegen. Während dieser Einatmung wird das Kinn zuerst gehoben und dann Richtung Brustbein gesenkt. Wenn das Kinn die Mulde zwischen den Schlüsselbeinen (Jugulum) berührt, endet die Einatem-Phase.

Während das Kinn auf das Jugulum drückt, erfolgt eine Atempause mit gefüllter Lunge. Diese wird für die Dauer von ein bis zwei Minuten gehalten, so lange, wie es dem Übenden eben möglich ist, sich willentlich dem Atemreflex zu widersetzen. Durch das Ausatmen wird die Übung beendet.

7.4.1 Die physiologische Wirkung von Bhastrika

Wie in Kapitel 7.1 ausgeführt, konnte Gottmann in seiner 1972 durchgeführten Studie zeigen, dass Bhastrika die Flimmerverschmelzungsgrenze heraufsetzt. Gemeint ist hierbei die Frequenz, ab der wiederholte Lichtreize nicht mehr voneinander unterschieden werden können. Für den Wahrnehmenden verschmelzen sie ineinander, als würden sie gleichzeitig dargeboten. Wenn das Rezeptorpotenzial in der Pause zwischen den einzelnen Reizen nicht mehr abklingen kann, kommt es zur Flimmerverschmelzung.

Nach dem Üben von Bhastrika ist diese Grenzfrequenz höher und somit verbessert Bhastrika die Wahrnehmung.

7.4.2 Wirkung von Bhastrika auf psychischer Ebene

Nach Üben von Kapalabhati ist die Atempause zwischen den Atemzügen länger. Die vegetative Erregung ist erfolgreich gesenkt, die Vigilanz deutlich angestiegen und das Wohlbefinden nimmt zu. Klienten können sich besser konzentrieren und Störgedanken lassen nach.

Wenn Klienten diese Wirkungen bei sich beobachten, steigt ihre Selbstwirksamkeitsüberzeugung an. Außerdem können Klienten mehr Prodromalsymptome (Warnhinweise auf eine Psychose) erkennen. Bhastrika ist dann hilfreich, um in einen besseren Zustand zu gelangen. Das bewusste Erleben der Wirkungen von Bhastrika ist deshalb für den Klienten ein Referenzpunkt für einen wünschenswerten und für ihn erreichbaren Seins-Zustand.

Therapeutische Einsatzmöglichkeit von Bhastrika:

In „Welchen Einfluss hat Kapalabhati auf neuronale Netzwerke?“ (s. Seite 150) wurde bereits ausgeführt, dass Bhastrika die Fähigkeit der optischen Wahrnehmung steigert. Die Flimmerverschmelzungsgrenze verändert sich, sodass der Übende schneller ablaufende Bilderabfolgen immer noch als einzelne Bilder wahrnehmen kann (Gottmann 1972). Deshalb lassen sich sensorisch ausgelöster Panikattacken durch Erhöhung des Auflösungsvermögens durch Bhastrika positiv beeinflussen.

8. | Informationen für Therapeuten

In diesem Kapitel soll es um einige unterschiedliche Aspekte gehen, die rund um den Pranayama-Effekt herum von Bedeutung sind. Dazu gehören die sekundäre Traumatisierung, eine Übersicht der Interventionsmittel im Yoga, ein Vergleich zwischen Pranayama und den Ankertechniken, Ablaufpläne in der Yogatherapie, ein Vergleich mit Begriffen der Verhaltenstherapie und eine kurze Darstellung über Pranayama und Schmerztherapie. Der Grund dafür ist, dass eine Traumatisierung möglicherweise eine Art Grunderkrankung aller psychischen Erkrankungen sein kann. Behandelt man die Traumatisierung, so könnte das auch eine Wirkung auf andere Behandlungsfelder haben, z. B. auf die Behandlung von chronischen Schmerzen oder einer sekundären Traumatisierung.

8.1 Sekundäre Traumatisierung

Die Bedeutung der Körperpsychotherapie, insbesondere die Bedeutung des Pranayama-Effekts, wird noch einmal besonders sichtbar, wenn man den Prozess der sekundären Traumatisierung des Therapeuten betrachtet. Zu diesem trägt einerseits das Absenken der Reflexschwellen der Amygdala bei, andererseits die fehlende Wahrnehmung des eigenen Körpers. Kommt dann noch eine stark ausgeprägte Empathie hinzu, ist einer sekundären Traumatisierung des Therapeuten Tür und Tor geöffnet. Diese drei Prozesse werden in Abbildung 8.1 dargestellt.

Sekundär-Traumatisierung

führt beim Zuhören zur Dissoziation

Warum ist Körpertherapie wichtig in der Psychotherapie?

Empathie, Perspektivenübernahme, affektive Emotionsübernahmen, gleiche Netzwerke sind aktiviert.

Verlust eigener Körperwahrnehmung: Führt dazu, nicht mehr zwischen Selbst- und Fremdperspektive unterscheiden zu können

Kindling ist eine zunehmende Sensibilisierung der Amygdala. Eine aktive inhibitorische Verbindung ventromedialer Kortexstrukturen ist nötig, um eine Überflutung durch die Amygdala zu verhindern. Deren unterschwellig ausgelöste Stimuli verhindern jedoch, dass diese inhibitorische Verbindung entsteht.

Abbildung 8.1: Die drei Prozesse der sekundären Traumatisierung

Der Prozess der fehlenden Körperwahrnehmung ist in Abbildung 8.2 noch einmal anschaulicher dargestellt. Wir reagieren auf Emotionen unseres Gegenübers, u.a. mit den Muskeln. Die Propiozeption verändert sich und sendet Signale an das Gehirn. Anders ist es mit dem Gleichgewichts- oder Vestibularorgan. Dieses reagiert nicht auf die Emotionen des Gegenübers. Durch Wahrnehmung des eigenen Körpers bleiben die Signale aus dem Vestibularorgan aktiviert, z. B. dadurch, dass ich spüre, ob mein Körperschwerpunkt so gelagert ist, dass ich im Gleichgewicht bin. In dieser Situation kann das Gehirn die propiozeptiven mit den vestibulären Signalen abgleichen.

Bei propiozeptiven Signalen, hervorgerufen durch Emotionen, erwartet das Gehirn eine sinnvolle Korrelation von Signalen aus dem Vestibularorgan, z. B. Senken des Kopfes. Ergibt der Abgleich keine sinnvolle Korrelation, weiß das Gehirn: „Diese durch Emotion verursachte Muskelveränderung ist nicht von mir, sie muss von meinem Gegenüber sein." Der Therapeut spürt also wieder seinen Körper. Das heißt, er erleidet keinen Verlust seiner Körperwahrnehmung und ist auf diese Art und Weise vor einer sekundären Traumatisierung geschützt.

Im Kindlingprozess wird die Amygdala hochsensibel, ihre Reflexschwellen sinken ab. Eine Anhebung ist hier dringend notwendig und sinnvoll, was mithilfe der intentionalen Atemreflex-Hemmung möglich ist. Durch Pranayama ist die Amygdala nicht mehr so stark sensibilisiert, sondern sie wird stabilisiert.

Wie kommt es zum Verlust der Unterscheidung zwischen Selbst- und Fremdwahrnehmung im Gehirn?

Mit Abgleich:
Vestibular-Signale
propiozeptive Signale
Unterscheidung:
Signal aus dem eigenen Körper
Signal aus fremdem Körper

Ohne Abgleich:
Keine Unterscheidung
Folge: Dissoziation

Abbildung 8.2: Fehlende Unterscheidung zwischen Selbst- und Fremdwahrnehmung

Die Empathie des Therapeuten für seinen Klienten verändert, sobald der Klient dazu angeleitet wird, seine Emotionen aus einem distanzierten Betrachtungswinkel zu beschreiben. Er soll nicht einfach sagen: „Ich habe Angst", sondern eine distanziertere Beschreibung wählen, wie: „Etwas in mir hat Angst." Die Einfühlungsprozesse des Therapeuten beziehen sich dann nicht mehr auf die gesamte Person des Klienten, sondern auf bestimmte Bereiche in dessen Körper. Auf diese Art und Weise wird eine vollständige Perspektivenübernahme vom Klienten auf den Therapeuten verhindert.

8.2 Interventionsmittel in der Yogatherapie

In Tabelle 8.1 finden Sie die drei Interventionsmittel der Yogatherapie: Asana, Pranayama und Pratyahara. Es wird dargestellt, welche Indikationen für die einzelnen Interventionen sinnvoll sind. Weiterhin wird aufgezeigt, welche Unterscheidungskräfte jeweils gelernt werden.

Auf der Ebene Asana wird der body loop bearbeitet. Es geht um eine bessere Wahrnehmung der Signale, die tatsächlich aus dem Körper aufsteigen. Beim Pranayama wird das zentrale Exekutiv-Netzwerk bearbeitet und erweitert. Beim Pratyahara wird der as if body loop durch achtsame Interozeption besser identifiziert und vom body loop abgegrenzt. Den Interventionen sind jeweils die Expositionen zugeordnet sowie ihre Funktion. Bei Asana ist es die Lokalisierungsfähigkeit von faszialen und viszeralen Affekten, die Organkompression und die Fasziendehnung. Beim Pranayama ist es die Erhöhung der Auslöseschwelle der Reflexe und die Stärkung des Präfrontalkortexes, beim Pratyahara die Steigerung der Affekttoleranz, der Dissoziationstoleranz und die Umstrukturierung der Kognitionen in ihrer Reaktion auf Affektwahrnehmung.

	Indikation	Affektive Umstrukturierung	Zu bearbeitende Strukturen	Exposition	Funktion
Asana achtsame Körperhaltung	Vermeidung Körperwahrnehmung	Unterscheidung: Affekte – Intention	body loop	Faszien, Organe	Lokalisierung von faszialen und viszeralen Affekten Organkompression Fasziendehnung
Pranayama intentionale Atemreflex-Hemmung	niedrige Auslöseschwelle der Reflexe niedrige Impulskontrolle schnelles Hochfahren von Emotionen	Unterscheidung: Reflexe – Intention	erweitertes ZEN	Atemreflex	Erhöhung der Auslöseschwelle der Reflexe Steigerung der Aktivität des Präfrontalkortexes
Pratyahara achtsame Interozeption	dsyfunktionaler Attributionsstil	Unterscheidung: Kognition – Affekte Bewertung – Affekte Kausalisierung – Affekte	As if body loop Erweitertes DMN Body loop	affektive Schemata kognitive Schemata	Steigerung der: ■ Affekttoleranz ■ kognitiven Dissonanz ■ kognitiven und affektiven Umstrukturierung

Tabelle 8.1: Interventionsmittel in der Yogatherapie

8.3 Stärken des Pranayama-Effekts im Vergleich zu Ankertechniken

Die Stärken des Pranayama-Effekts liegen insbesondere darin, dass er auch bei solchen Klienten angewendet werden kann, die bereits relativ tief in die Dissoziation abgedriftet sind. Dort, wo Ankertechniken nicht mehr greifen, kann eine simple Atemtechnik noch durchgeführt werden. Das heißt konkret, dass selbst bei mittelgradiger bis hochgradiger Ausprägung der Dissoziation immer noch Pranayama praktiziert werden kann. Diese Tatsache gibt sowohl dem Klienten als auch dem Therapeuten die notwendige Sicherheit in der Arbeit am Trauma.

Voraussetzungen	Ankertechniken	Pranayama
Kognitive Leistungsfähigkeit auf hohem Niveau, um u. a. Bilder visualisieren zu können	X	
Kognitive Fähigkeiten auf niedrigem Niveau, um u. a. den Körper motorisch und respiratorisch steuern zu können		X

Tabelle 8.2: Pranayama im Vergleich zu Ankertechniken

8.4 Der Ablaufplan in der Yogatherapie

8.4.1 Darstellung mit Begriffen aus dem klassischen Yoga

Dieser Ablaufplan ist eher für die ausgebildeten Yogalehrer unter den Lesern interessant. Er zeigt die einzelnen Elemente des Patanjali im Ablauf der Yogatherapie. In Abbildung 8.3 sind die klassischen Begriffe aus der Yogaphilosophie genannt. Diese können hier nicht weiter erläutert werden, da es das Volumen des Buches sprengen würde. Der Vollständigkeit halber sei der Ablauf aber mithilfe der klassischen Begriffe dargestellt.

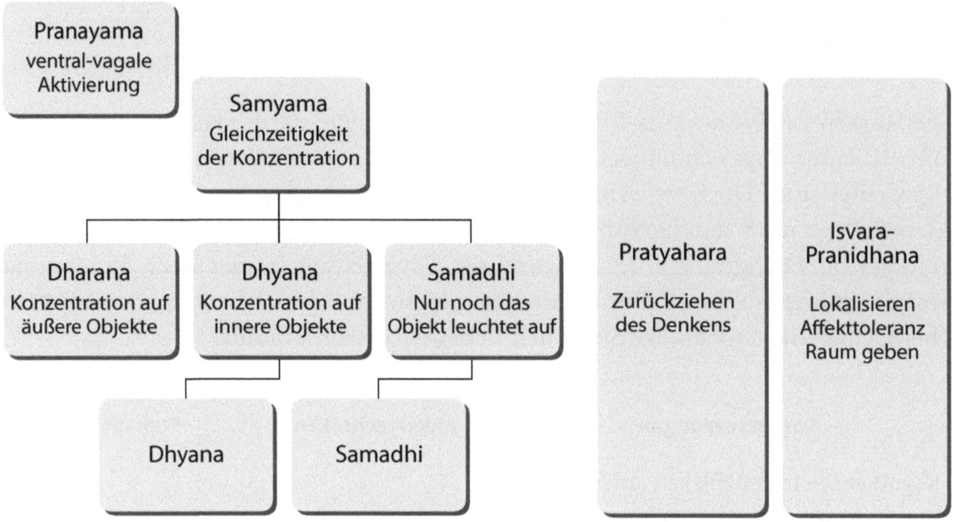

Abbildung 8.3: Yogatherapie – Ablaufplan klassisch

8.4.2 *Darstellung mit Begriffen der Verhaltenstherapie*

Es ist möglich, die Begriffe aus dem klassischen Yoga mit Begriffen aus der Verhaltenstherapie zu übersetzen, wobei der Punkt Asanas nicht in den Ablaufplan eingefügt wurde; das wäre ein eigener großer Bereich für sich.

Mithilfe von Pranayama werden die Auslöseschwellen der Reflexe angehoben, was zur Stärkung der Resilienz führt. Darauf folgt der Prozess des Pratyaharas, der achtsamen Interozeption, in dem gleichzeitig eine Kontextaktivierung und eine Affektaktivierung stattfinden. Durch Unterscheidung zwischen diesen beiden und durch Fokussierung auf die Affekte entsteht ein emotionaler Zugang. Durch weitere akzeptierende Beobachtung der Emotionen kommt es am Ende zu einer Integration und es entstehen Gefühle der Erleichterung und Zuversicht. Begleitet werden diese Prozesse durch eine kognitive Umstrukturierung, in der man keine Kausalattributionen mehr glaubt und jede Wertung unterlässt. Des Weiteren werden die Prozesse begleitet mit Affekttoleranz und der Imagination, den Affekten größeren Raum zu geben.

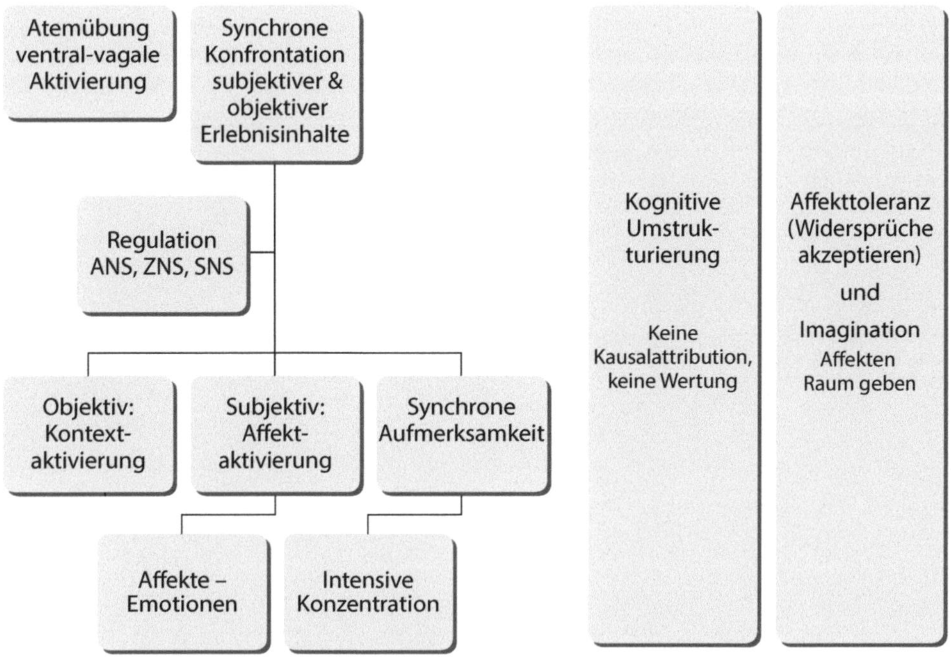

Abbildung 8.4: Yogatherapie – Ablaufplan (VT)

8.5 Die Wirkung des Pranayama-Effekts in der Schmerztherapie

Die intentionale Atemreflex-Hemmung unterstützt die Schmerztherapie, denn durch die Hemmung erleben die Patienten den Schmerz nicht mehr als so stark. Das liegt daran, dass die Schmerz-Spannungs-Spirale unterbrochen wird. Je höher die Auslöseschwelle für Reflexe liegt, desto geringer sind die reflektorischen Spannungserhöhungen in der Muskulatur und somit ist die Schmerz-Spannungs-Spirale vorübergehend unterbrochen.

Der Patient lernt, dass er Einfluss nehmen kann. Er kommt so aus der Hilflosigkeit heraus und ist offen für weitere Prozesse. Sollte es sich um einen traumabedingten Schmerz handeln, kann der Pratyahara-Prozess angeschlossen werden (siehe Kapitel 10.1, Fallbeispiel Herr S).

9. Der Pranayama-Effekt: zusammenfassende Kurzübersicht

9.1 Ziel von Pranayama

Zieht man die Traumatherapie als Bezugsrahmen für das Pranayama heran, dann besteht der Pranayama-Effekt darin, dass die Affekttoleranz gesteigert wird. Ergänzend zu den bisherigen therapeutischen Möglichkeiten ergibt sich damit ein neuer Zugang. Erstere waren durch den Mangel an Affekttoleranz stark eingeschränkt (siehe hierzu die Behandlungsleitlinien für PTSD). Mithilfe von Pranayama kann dieser Mangel behoben werden.

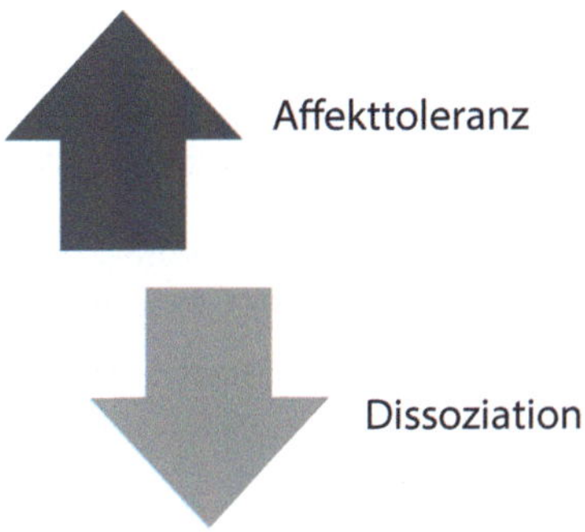

Abbildung 9.1: Ziel von Pranayama

Darauf aufbauend können bewährte traumatherapeutische Interventionen jetzt auch diejenigen Klienten erreichen, für die der Zugang zu einer Traumatherapie aufgrund mangelnder Affekttoleranz bislang versperrt war. Der Pranayama-Effekt bildet also einen Einstieg in die Traumatherapie, er ersetzt sie nicht. Weitere Methoden aus dem Yoga, wie zum Beispiel das Pratyahara, können auch innerhalb der Yogatherapie therapeutischen Nutzen bieten und möglicherweise einen vollständigen traumatherapeutischen Prozess ermöglichen. Dazu sind jedoch noch weitere Studien notwendig.

9.2 Die Voraussetzungen für den Pranayama-Effekt

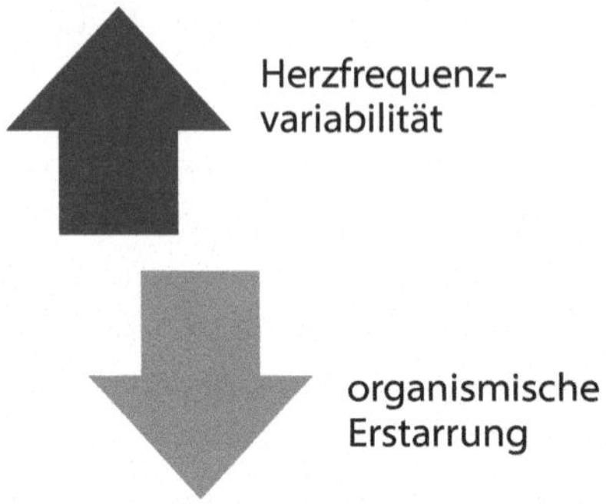

Abbildung 9.2: Voraussetzungen für den Pranayama-Effekt

Die Voraussetzung für den Pranayama-Effekt ist das Vorhandensein der Herzfrequenzvariabilität, bei einer gleichzeitigen Reduktion der organismischen Erstarrung. Diese Voraussetzungen werden durch die dem Pranayama vorgeschalteten Atemübungen erzeugt, wie zum Beispiel durch Kapalabhati.

Unter organismischer Erstarrung verstehe ich in diesem Zusammenhang das Nichtbereitsein des Körpers, in Anpassungsprozesse zu gehen und stattdessen in einer relativen Erstarrung zu verharren. Das klassische Pranayama – das Anhalten des Atems – erfordert aber genau diese Anpassungsbereitschaft des Körpers.

9.3 Das Herz: die wichtigste Wirkvariable

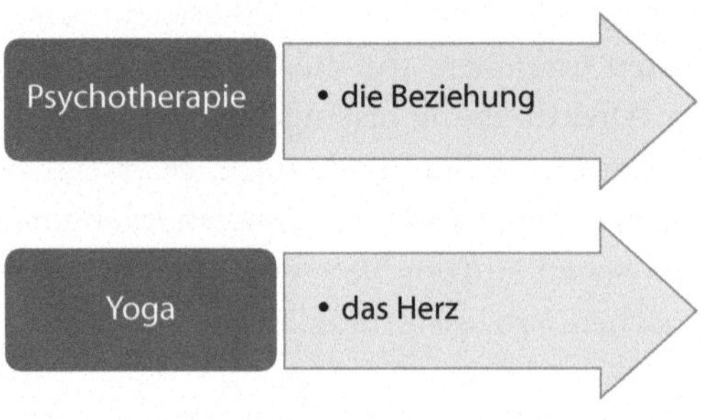

Abbildung 9.3: Wirkvariablen im Yoga und in der Psychotherapie

Aus der langjährigen Therapieforschung wissen wir, wie bedeutsam die Beziehung zwischen Klient und Therapeut für den Therapieerfolg ist. Genauso wichtig wie die Klient-Therapeut-Beziehung ist auch der Zustand des Herzens in der Beziehung des Klienten zu seinem Körper.

Mit Zustand des Herzens ist hier das Vorhandensein der Herzfrequenzvariabilität gemeint, denn dann nimmt die Wahrnehmung des Körpers von ganz alleine zu. Fehlt hingegen die Herzfrequenzvariabilität, verschlechtert sich die Wahrnehmung des Körpers. Eine gesunde Beziehung zum Körper geht nur über das Herz.

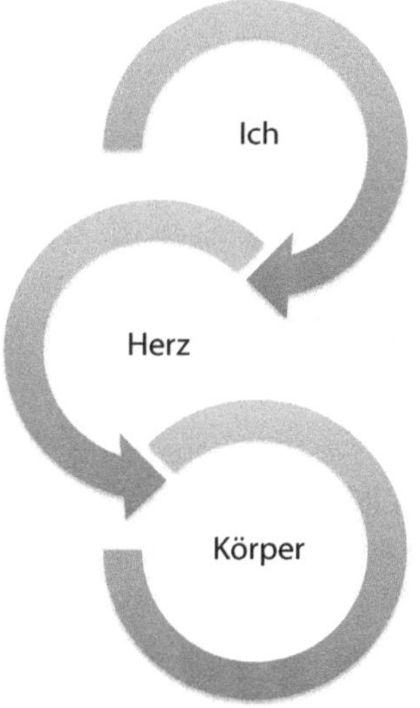

Abbildung 9.4: Eine gesunde Beziehung zum Körper geht nur über das Herz

Diese gesunde Beziehung besteht darin, dass Körper und Bewusstsein im Dialog sind; dafür muss aber der Körper mitschwingen können. Für den Fall, dass das Herz noch nicht einmal mit dem Atemrhythmus mitschwingen kann, ist nicht zu erwarten, dass der Körper mit dem Bewusstsein mitschwingen kann. Daher entscheidet der Zustand des Herzens darüber, ob der Körper zu Anpassungsprozessen bereit ist oder nicht.

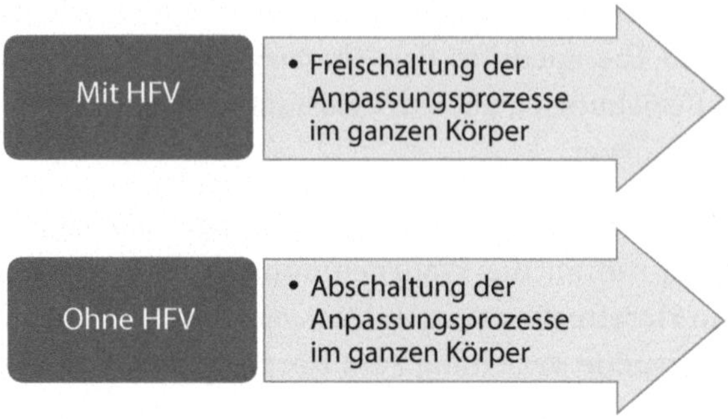

Abbildung 9.5: Das Herz entscheidet

Die Erzeugung der Herzfrequenzvariabilität ist also im Rahmen des Pranayama von entscheidender Bedeutung, die man auch in der Traumaforschung erkannt hat. Man hat nämlich festgestellt, dass mehr oder weniger alle traumatisierten Klienten keine Herzfrequenzvariabilität vorweisen können. Deshalb ist alleine die Erzeugung der Herzfrequenzvariabilität mithilfe der Vorübungen des Pranayama schon ein bedeutsamer Schritt.

Am Verhalten der Klienten sehen wir die mangelnde Fähigkeit, sich an veränderte äußere Bedingungen anpassen zu können. Diese geht darauf zurück, dass der Körper nicht im anpassungsfähigen Modus ist, was wiederum mit der Herzfrequenzvariabilität zusammenhängt. Um Letztere herzustellen, braucht man jedoch Fingerspitzengefühl für die Durchführung der Vorübungen. Es soll eine Balance entstehen zwischen Fühlen und Wollen. Der Übende muss fühlen, wozu der Körper bereit ist, und er muss es dann auch wollen, den Körper ein Stück weit zu führen.

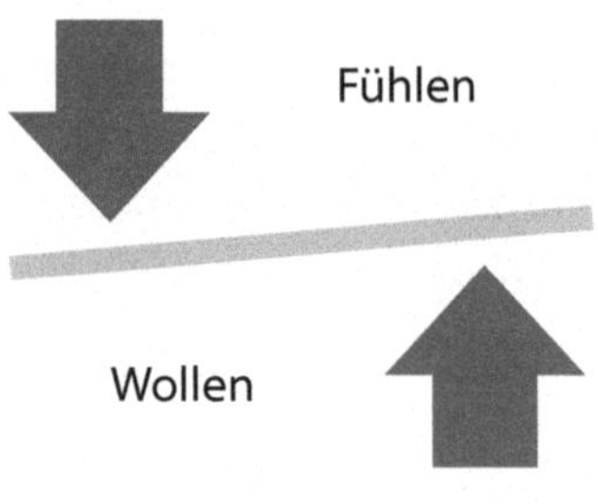

Abbildung 9.6: Die Balance zwischen Fühlen und Wollen

Ist die Herzfrequenzvariabilität mithilfe der Vorübungen des Pranayama hergestellt, folgt das Anhalten des Atems. Hier machen wir uns den Effekt zunutze, dass es zwischen den verschiedenen Reflexen eine hierarchische Beziehung gibt.

9.4 Die Hierarchie der Reflexe

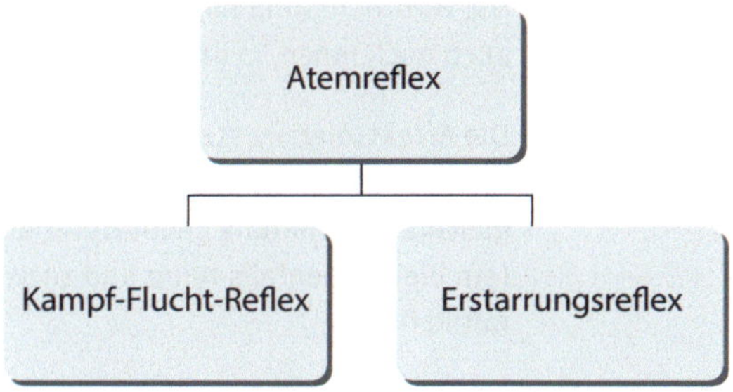

Abbildung 9.7: Die Hierarchie der Reflexe

Der ranghöchste Reflex ist der Atemreflex. Wenn er selbst so gehemmt wird, dass währenddessen eine Anpassungsbereitschaft des Körpers für verringerte Sauerstoffzufuhr vorhanden ist, ist er in der Lage, die anderen Überlebensreflexe zu hemmen. Diese sind der Kampf-Flucht-Reflex und der Erstarrungsreflex.

Hier wird der Zusammenhang zwischen Intention und Reflex ausgenutzt. Ist eine Intention stark und dauerhaft genug, kann sie einen Reflex hemmen. Als Beispiel sei der Blasenentleerungsreflex genannt, den wir alle in der Kindheit gelernt haben mittels Intention so lange zu hemmen, bis wir die Toilette erreicht hatten. Natürlich ist das ein Lernprozess, in dem die Stärke und Stetigkeit einer Intention trainiert werden müssen.

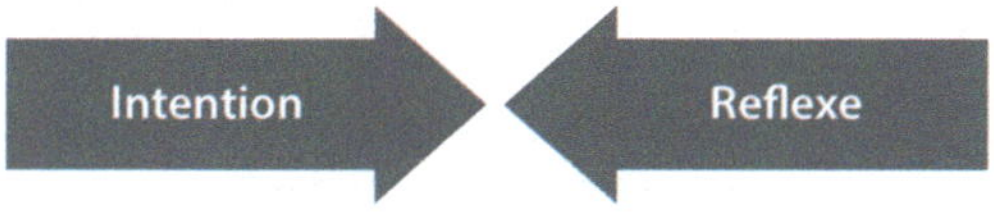

Abbildung 9.8: Intention – Reflexe

In Tabelle 9.1 werden die Effekte der intentionalen Atemreflex-Hemmung nochmals zusammengefasst:

Bereich	Konkreter Effekt
Reizschwellen	Die Auslöseschwellen für die jeweiligen Überlebensreflexe werden beide gleichzeitig angehoben, sowohl für den Kampf-Flucht- als auch für den Erstarrungsreflex.
Wahrnehmung	Die Wahrnehmung nimmt zu, sowohl nach außen als auch nach innen, in den Körper hinein.
Affekttoleranz	Die Affekttoleranz steigt an. Gewebe, das sich zusammenzieht, kann gelassener beobachtet werden, ohne es gleich als Bedrohung zu interpretieren. Das Nervensystem bleibt ebenfalls ruhig und antwortet nicht sofort mit Reflexen.
Selbstwirksamkeitsüberzeugung	Die Selbstwirksamkeitsüberzeugung nimmt zu, da der Klient die reale Erfahrung macht, den Zustand des Körpers und der Emotionen selbst regulieren zu können. Darüber kann er den Erfolg konkret an der Verlängerbarkeit der Atempausen messen, sodass er seine selbst erzeugten Effekte auch selbst überprüfen kann.
Compliance	Die Compliance des Klienten steigt an, da er immer seltener die Erfahrung von Hilflosigkeit und zunehmend die Erfahrung von Kontrolle machen kann.
Abnahme der Dissoziation	Durch die intentionale Atemreflex-Hemmung wird das zentrale Exekutiv-Netzwerk gestärkt. Die Anfälligkeit des Gehirns für Dissoziation wird so reduziert.
Transmitterausschüttung	Durch den Prozess der intentionalen Atemreflex-Hemmung werden im Gehirn alle möglichen Kräfte mobilisiert, um die Hemmung tatsächlich bewirken zu können. Das Gehirn nutzt hierfür auch seine Möglichkeiten der Transmitterausschüttung. Es kommt daher zu eine massiven Ausschüttung, was bei Major-Depression unterstützend für die Therapie sein kann.

Tabelle 9.1: Die Effekte der intentionalen Atemreflex-Hemmung

9.5 Die Wirkung des Pranayama-Effekts in der Traumatherapie und über sie hinaus

Yogis begnügen sich nicht damit, eine Krankheit zu heilen. Sie zeigen vielmehr einen Weg, wie sich menschliche Fähigkeiten und vor allem das, was uns als Menschen ausmacht, weiter vorantreiben lassen. Dabei übersehen sie nicht die Notwendigkeit, die Übenden an dem Punkt abzuholen, an dem sie gerade stehen. Bis heute gilt: Sehr viele Menschen sind mehr oder weniger traumatisiert. Dieser umfassende Blick hat mit dazu beigetragen, dass Yoga als Weg seit nun mehr als 5000 Jahren Bestand hat.

Wenn man als Yogaübender oder auch als Klient einen umfassenderen Anteil am Yoga haben möchte, praktiziert man unter anderem auch die Asanas. Das älteste überlieferte Asana ist der Lotossitz. Diese Sitzhaltung gehört mittlerweile zum Allgemeinwissen. Es ist ein aufrechter Sitz mit gebundenen Beinen, bei dem die Innen- und Außenbänder der Beine erheblich gedehnt werden. Allerdings beginnen viele Yogaübende zu früh mit der Praxis des Lotossitzes und schädigen durch die – für sie noch – zu starke Dehnung ihre Knie.

Gelingt es dennoch, den Lotossitz ohne Schaden einzunehmen, ist das ein Ergebnis langen Übens und langen Wahrnehmens des Körpers. In der Körperpsychotherapie wissen wir, dass an den seitlichen und rückseitlichen Bändern der Beine der Ort ist, an dem sich Schocktraumen verfestigen. Es ist daher notwendig, dass hier eine traumazentrierte Asanapraxis mit anschließendem Pratyahara-Prozess stattfindet. Erst wenn diese Prozesse vollständig durchgeführt sind, kann ohne Schaden der Lotossitz eingenommen werden. Ist das erreicht, kommt es zu einer sehr umfassenden Wirkung in der Beziehung zwischen Bewusstsein und Körper, was zu Verkörperungsprozessen (Embodiment) führen kann.

In Abbildung 9.9 wird zusammenfassend der Gesamtprozess dargestellt, mit dem über Pranayama, Asana und Pratyahara auf die Regulation des Nervensystems Einfluss genommen werden kann, sodass es vorerst nicht mehr zur Auslösung von Überlebensreflexen kommt.

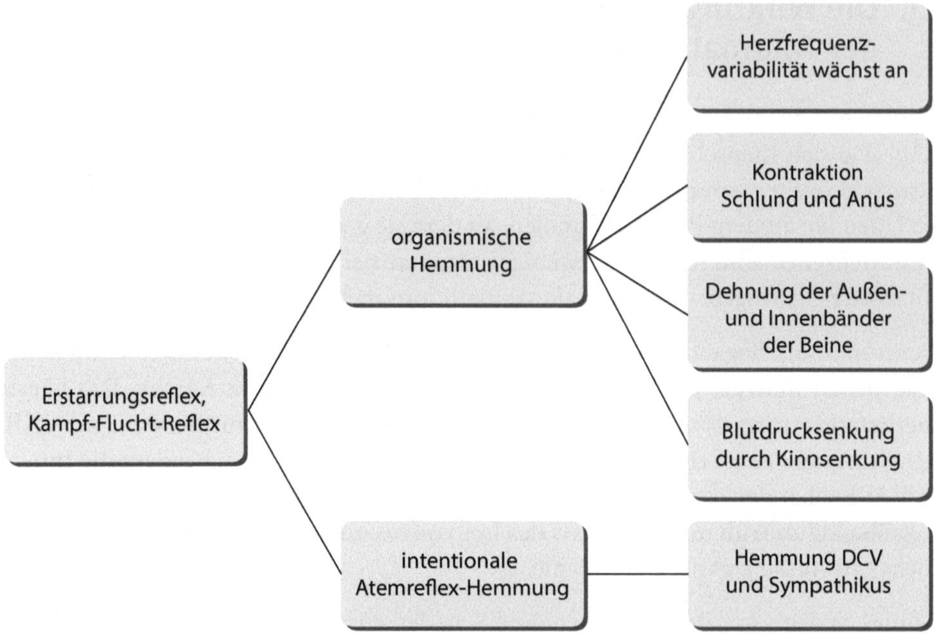

Abbildung 9.9: Gesamtprozess zur Regulierung des Nervensystems

10. | Fallbeispiele

10.1 Herr S

Herr S kam erstmals 2006 mit einer Depression und einem chronischen Schmerzsyndrom zu mir in die Praxis. Sein Vater war drei Wochen zuvor gestorben und Herr S litt an zeitweisen Lähmungserscheinungen in Armen und Schultern, an starken Kopfschmerzen sowie an starken Schmerzen in den Extremitäten.

Ich begann eine Verhaltenstherapie mit Bewältigungsstrategien. Als Verhaltenstherapeut war es mir wichtig, dem Patienten eine Copingstrategie mit auf den Weg zu geben, um seinen Schmerzzustand und seine Affekte besser zu regulieren. Ich arbeitete immer wieder mit Defocusing nach Gendlin, mit anfangs gutem Erfolg. Herr S gewann zunehmend Vertrauen in die Therapie und suchte sie regelmäßig auf.

Jahre später, nach 2014, konnte Herr S sich nicht mehr hinreichend konzentrieren, um das Verfahren umzusetzen. Seine Konzentrationsfähigkeit nahm sogar noch weiter ab, er wurde immer depressiver und gleichzeitig nahmen die Schmerzsymptome zu. Erst als ich im Jahr 2015 das Buch „Verkörperter Schrecken" von Bessel van der Kolk las, erfuhr ich von den Bemühungen in den USA, entwicklungsbezogene Traumafolgestörungen als neue Diagnose zu diskutieren. Ich überprüfte den Fall von Herrn S hinsichtlich der Diagnose und nahm dafür die im Buch dargestellten Kriterien als Orientierungspunkte. Ich stellte fest:

A. Exposition: Vater und Mutter waren in seiner Kindheit stets dominant gewesen. Der Vater war zudem aggressiv und trank regelmäßig Alkohol, sodass Herr S stets seiner Gewalt exponiert war. Seine Mutter empfand Herr S als sehr egoistisch.
B. Affektive und physiologische Dysregulation: Herr S spürte in seinem Körper Affekte. Er beschrieb sie folgendermaßen: „... als wenn zwei Millionen Ameisen mit Schwertern durch Hände und Füße laufen".
C. Dysregulation bezüglich der eigenen Person oder in Beziehung: Herr S musste sich ständig mit der bedrohlichen Erkrankung der Mutter beschäftigen; sie starb im Jahr 2000. Wegen einer Erkrankung musste die Mutter immer wieder amputiert werden, insgesamt 16-mal binnen drei Jahren.
D. Herr S wies Symptome in Cluster B und D auf.
E. Seine Störung dauerte länger als sechs Monate.
F. Die funktionelle Beeinträchtigung bezog sich bei ihm auf die Familie. Er hatte nie ein entspanntes Verhältnis zu seinen Eltern. Die funktionelle Beeinträchtigung bezog sich auch auf seine Gesundheit: Seit 1993 litt Herr S an einer Polyneuropathie.

Bei Herrn S waren demnach die Kriterien für entwicklungsbezogene Traumafolgestörung nach den „Consensus Proposed Criteria for Developmental Trauma Disorder“ erfüllt. Ich wurde natürlich unruhig und zog eine Fortbildung zum Traumatherapeuten in Erwägung. Mein Patient brauchte jedoch sofort Hilfe.

Da ich seit vielen Jahren Yoga praktiziere und bereits einiges dazu veröffentlicht habe, verstärkte ich die Suche nach Lösungsmöglichkeiten für Herrn S. Durch Recherchen bezogen auf Yoga und Forschung stieß ich auf eine sich verdichtende Erkenntnislage, dass Yoga bei komplexer und non-komplexer PTSD wirksam sein kann. Daher entschloss ich mich, einige Pranayama-Techniken bei Herrn S anzuwenden. Asanas kamen aufgrund seines wenig beweglichen und sehr schmerzempfindlichen Körpers nicht infrage.

Herr S hatte großes Vertrauen in meine Person und war bereit, neue Methoden auszuprobieren. Nach Durchführung von Pranayama (eine Kombination von Kapalabhati mit Jalandhara-Bandha) mit willentlich gesetzten Atempausen, die über den Atemreflex hinausgingen (intentionale Atemreflex-Hemmung) veränderte sich die Situation von Herrn S in nur wenigen Augenblicken. Seine Konzentrationsfähigkeit nahm stark zu. Gleichzeitig nahmen die Schmerzsymptome in ihrer Intensität ab. Er konnte das Defocusing nach Gendlin wieder durchführen und so Schmerzen und Affekte weiter lindern.

10.2 Frau F

Frau F kam in meine Praxis, weil sie seit einem zehntägigen Koma, das sie im April 2016 erlitten hatte, mit ihren starken Gefühlen und Affektschwankungen nicht mehr zurechtkam. Sie hatte Angst vor ihren Gefühlen. Zu dem Koma war es durch einen akuten Atemnotanfall gekommen, ausgelöst durch ihre Lungenerkrankung COPD. Gerade noch rechtzeitig hatte sie Hilfe holen können.

A. Exposition: Vater und Mutter waren in ihrer Kindheit stets dominant. Zusätzlich war der Vater aggressiv, sodass Frau F stets der Gewalt des Vaters exponiert gewesen war. Die Mutter empfand Frau F als sehr ignorant. Als Kind durfte die Patientin nie „Nein“ sagen. Sie sagte: „Ich hätte Prügel bekommen.“
B. Affektive und physiologische Dysregulation: Frau F hatte zuweilen plötzliche Ausbrüche starker Traurigkeit, die sie vollständig überwältigten. Sie war nicht in der Lage, die Emotionen zurückzuhalten, wenn ich sie als Therapeut danach fragte, wie sie sich fühlte. Dabei zeigte die Patientin Symptome, die auf eine starke Sympathikus-Aktivierung zurückzuführen waren, z. B. hohe Anspannung in

der Muskulatur oder starke Unruhe. Frau F fühlte sich von innen und von außen bedroht, sie reagierte extrem schnell auf alles, wirkte wütend und gereizt. Nach wenigen Minuten konnte das kippen in starke Traurigkeit und leichte Übelkeit. Sie starrte ins Leere, wirkte wie erstarrt, reagierte nicht mehr oder nur verzögert auf das Ansprechen des Therapeuten. Sie wirkte teilnahmslos und gleichgültig. Solche Symptome lassen eher auf eine Aktivierung des dorsal-vagalen Komplexes (siehe Kapitel 2) schließen.

C. Dysregulation bezüglich der eigenen Person oder in Beziehung: Frau F half einer Freundin – und zwar weit über das übliche Maß hinausgehend. Ihre Hilfe artete in ein Helfersyndrom aus. Frau F war sehr auf die Sicherheit ihrer Freundin fixiert.
D. Frau F wies Symptome in Cluster B und D auf.
E. Ihre Störung dauerte länger als sechs Monate.
F. Die funktionelle Beeinträchtigung bezog sich bei ihr auf die Familie. Mit ihrem Sohn hatte sie seit 13 Jahren keinen Kontakt mehr. Obwohl nichts Schwerwiegendes vorgefallen war, scheute sie sich, den Kontakt wieder aufleben zu lassen. Sie dachte, sie sei nicht gut genug dafür.
   Die funktionelle Beeinträchtigung bezog sich auch auf ihre Gesundheit. Frau F litt seit vielen Jahren an COPD, einer chronisch obstruktiven Lungenerkrankung.

Bei Frau F waren die Kriterien für entwicklungsbezogene Traumafolgestörung nach den „Consensus Proposed Criteria for Developmental Trauma Disorder“ erfüllt. Doch wie konnte ich mit der Patientin über Befindlichkeiten oder Gefühle sprechen, ohne dass sie sofort von extrem starken Gefühlen überwältigt wurde? Damit hätte ich außerdem einen akuten COPD-Anfall riskiert.

In den Forschungsergebnissen zu Pranayama-Techniken finden sich viele Hinweise auf die Anwendbarkeit bei Asthma und COPD. Zudem hatte sich Pranayama bei einem anderen Patienten (siehe 10.1, Herr S) als ein sehr gutes Mittel zur Affektregulation erwiesen. Ich ging deshalb davon aus, dass ich mittels Pranayama sowohl der Situation von Frau Fs Lungen als auch ihrer fehlenden Affektregulation gerecht werden konnte.

Nach sorgfältiger Edukation und Vertrauensbildung war die Patientin bereit, Pranayama zu lernen und zu üben. Nachdem sie es über einen Zeitraum von fünf Minuten durchgeführt hatte (dreimal die Kombination aus Kapalabhati und Jalandhara-Bandha), war sie wesentlich stabiler. Das bedeutete: Es hatte weder eine starke Erregung des Sympathikusnervs noch eine starke Erregung des dorsal-vagalen Komplexes stattgefunden. So konnten wir erste Gespräche darüber führen, wie sich die Patientin fühlte, ohne dass sie von starken Emotionen überwältigt wurde.

10.3 Frau B

Frau B klagte über eine heftige Panikstörung, die ihr Leben so beeinflusse, dass sie ihren Büro-Beruf kaum noch ausführen könne. Eine ausführliche Exploration der Symptomatik, die der Panikstörung vorausging, ergab einerseits Symptome der sympathischen Übersteuerung: Gefühle der Angst, Unruhe und Schreckgefühle sowie kalte Hände und Herzrasen als körperlicher Ausdruck; andererseits zeigten sich physiologische Symptome der dorsal-vagalen Übersteuerung: Übelkeit, Unwohlsein im Darm, Erstarrungsgefühle im Nacken und das Gefühl der Enge im Brustkorb. Seit fast zehn Jahren kämpfte sie mit mäßigem Erfolg gegen diese Symptome an: „Es kommt einfach immer wieder, besonders bei beruflichem Stress."

In der Anamnese berichtete sie von traumatischen Erfahrungen aus der Kindheit: Die Patientin hatte Schläge von Vater und Mutter erhalten und wurde im Keller eingesperrt. Eine vertiefte Anamnese erbrachte eine gewisse emotionale Vernachlässigung durch die Eltern, welche bis zum sechsten Lebensjahr durch die Oma rudimentär kompensiert worden war. Erschwerend kam als dramatische Verlusterfahrung der Tod der Oma hinzu; damals war die Patientin elf Jahre alt. Die Beerdigung der Oma, bei der sie beinahe mit ins Grab gefallen wäre, erlebte sie als traumatisierend.

Nach Franz Ruppert (2013, S. 98) lagen hier mindestens zwei Arten der Traumatisierung vor: das Verlusttrauma einerseits und ein Symbiose- / Bindungstrauma andererseits. Über viele Therapiesitzungen hinweg führte ich die integrale somatische Psychotherapie nach Raja Selvam (s. S. 130) durch, um so schrittweise einen emotionalen Zugang zu den im Körper erlebten starken Affekten herzustellen. Diese waren oft so stark, dass die Klientin drohte zu dekompensieren. In einer Sitzung wirkte sie sehr hilflos und konnte keine hinreichende Kommunikation mit mir aufrechterhalten.

Als Regulationshilfe erwies sich Kapalabhati mit anschließendem Kumbhaka (Frau B hatte alle Atemübungen des Pranayama jeweils gesondert vor der Therapiesitzung eingeübt und gelernt) als sehr wirkungsvoll. Oft reichte Kapalabhati aus, um das Dekompensieren zu verhindern. Im Anschluss an Kapalabhati konnte Frau B an der aktiv bewussten Wahrnehmung ihres körperlichen Geschehens arbeiten, ohne durch das Auftreten des Gefühls der Angst oder Erstarrung daran gehindert zu werden.

Am Ende der Therapie konnte Frau B ihren Körper mit den darin ablaufenden Affekten relativ ruhig beobachten. In den meisten Situationen während der Therapiesitzung hatte sie einen hinreichend emotionalen Zugang zur bewussten Wahrnehmung ihrer physischen und psychischen Befindlichkeit. Dieser Zugang erlaubte es ihr, die Affekte kognitiv und emotional zuzuordnen. Sie konnte erfahren, dass sich die Affekte in ihrer Stärke allmählich abgeflacht hatten. Panikattacken traten im Verlauf der Behandlung nicht mehr auf.

10.4 Frau M

Frau M berichtet: Als Gastarbeiterkind sind wir alle zwei Jahre nach Marokko gefahren. In der Wohnung meiner Tante wurde ich von meinem Cousin im Alter von sieben Jahren das erste Mal sexuell missbraucht. Vor diesem Verbrechen verspürte ich noch meine kindliche Lebendigkeit, danach erstarrte ich wie Wasser zu Eis. Mit neun Jahren konnte ich ihm noch mal entkommen, aber mit elf Jahren hat er mich komplett körperlich missbraucht, einschließlich Sexualakt.

Aufgrund meines kulturellen Bewusstseins wusste ich, dass ich diesen Mann, der mich entjungfert hatte, heiraten musste. Ansonsten hätte meine Gesellschaft mich als Hure abgestempelt. So wurde ich 24 Jahre unter dem Deckmantel „Ehe" weiter missbraucht und war körperlich und seelisch dem Tod nahe. Mithilfe einer mehrjährigen Behandlung in Traditioneller Chinesischer Medizin (TCM) kam ich langsam zu Kräften. Durch eine Affäre mit einem Musiker konnte ich nach und nach aus dieser Konstellation herauswachsen und erlebte das erste Mal meine eigene Sexualität. Ungeplant, wie ferngesteuert, wechselte ich in der Abwesenheit meines Mannes das Schloss der gemeinsamen Wohnung. In diesem Moment hatte ich das erste Mal Macht über ihn. Der Frieden zog in mir und in meinen Räumen ein.

Ein mindestens 15 cm hoher Energieteppich, ausgehend von der Eingangstür, breitete sich bis in die Küche aus. Mit der tiefen Entscheidung, etwas für mich zu tun, setzte ich mich auf den Holzboden, streckte die Beine geschlossen aus und legte einen Schal um meine Füße. Ich konnte mich kaum nach unten bewegen, also fing ich mit dem Kopf an. Es schoss eine Wärmewelle in meinen Bauch. Ausgehend vom Nacken bis zu den Füßen fühlte ich einen angenehm schmerzhaften Zug. Ich versank immer tiefer in diesen angenehmen Schmerz, der dadurch immer mehr abnahm und mich ein Stück tiefer Richtung Boden sinken ließ. Im Bauch loderte das Feuer, es brannte im Oberbauch und ich begann zu weinen. Das Weinen ließ ich zu, teilweise schluchzte ich, dabei zog ich immer mehr an meinem Schal, um mich Stück für Stück nach unten zu bewegen. Dann wieder hielt ich inne, um das Brennen zu spüren. Erst als das Brennen im Bauch aufhörte, bewegte ich mich langsam nach oben. Ich wusste nicht, was ich dort tat, ich habe es einfach gemacht.

Diese Übung führte ich mehrere Jahre durch, bis das Brennen im Bauch fast verschwand. Teilweise wurde ich nachts von dem Brennen im Schlaf geweckt, und wäre mir dieser Zustand fremd gewesen, hätte ich mich aufgrund seiner Intensität sofort aufgemacht, um ins Krankenhaus zu fahren. Aber ich lag dann nur da in meinem Bett und fühlte in mich hinein und genoss das „Kleiner-Werden" der Flamme in mir und spürte, wie mein ganzer Körper wacher wurde. Teilweise schossen die Wärmewellen in meine Beine, bis zu den Zehen. Teilweise erschienen mir Gefühlsbilder,

z. B. fühlte und sah ich einen ganz engen Kanalverlauf, der nach links einbrach, und dass so das ganze Wasser in eine wunderschöne grüne Landschaft hineinfloss, die sich in Tausende von Flussverzweigungen aufteilte. Dann sah ich Bilder, in denen bestimmte Menschen ins Dunkle verschwanden, es waren Menschen, die mich belogen und betrogen hatten.

Die zweite Übung, die ich intuitiv durchführte, war in Italien. Dort besuchte ich den Schriftsteller Theo Fischer („Die Lebenskunst des Tao"). Ich legte mich auf den Rücken und hob meine Beine in die Kerze. Ich hatte das Bedürfnis, meinen Bauch zu quetschen, und führte meine Beine Richtung Kopf, bis sie den Boden berührten. Das Brennen im Bauch begann erneut, im Rücken und an den Beinrückseiten zog es. Ich versank wieder in den Schmerz und genoss das Brennen in mir. Nach einer Woche reiste ich ab, hatte am nächsten Tag ausgeprägte Schmerzen im Nierenbereich und kam ins Krankenhaus. Dort wurde mir gesagt, dass sich ein Nierenstein gelöst hätte, von dem ich bis dato nichts gewusst hatte. Nach drei Wochen „Nierenwehen" ist er dann endlich abgeflossen und ich fühlte mich wie neugeboren.

Intuitiv bin ich den Signalen aus meinem Körper, meiner Gefühlswelt und der Umgebung gefolgt. Dabei baute sich eine innere Stille in mir auf und ich kommunizierte mit dem Leben. So auch vor sechs Jahren, als ich Andreas zum ersten Date traf. Wir saßen uns im Café gegenüber und ich sah den Wahnsinn in seinen Augen. Ich beschloss innerlich, mich nicht wieder mit ihm zu treffen. Er begleitete mich noch bis zum Auto und umarmte mich. Dabei verspürte ich ein tiefes geborgenes Gefühl. Zu Hause schwankten meine Gefühle zwischen seinem Wahnsinn in den Augen und dem geborgenen Gefühl in seinen Armen. Ich entschied mich für die Geborgenheit und die Beziehung dauerte sechs Jahre an. In dieser Zeit erkannte ich seine Suizidgefahr, das war der Wahnsinn in seinen Augen. Meine innere Stimme sprach immer deutlicher zu mir, ihn mit allen Konsequenzen verlassen zu müssen. Der Tag kam und ich beendete die Beziehung. Am gleichen Tag nahm er sich in unserer gemeinsamen Wohnung das Leben.

Ich fühle mich in tiefer Trauer um einen Menschen, den ich hinter seinem Wahnsinn gefühlt und geliebt habe. Mithilfe von Pranayama fühle ich mich aus einer mich immer begleitenden Dunstglocke plötzlich befreit. Mein Lebensgefühl ist intensiver und mein Bewusstsein noch klarer. Vor allem stärkt sich in mir das Vertrauen in die Lebenskraft, die alles ausmacht.

11. Yogatherapie bei komplexer und bei nonkomplexer PTSD

11.1 Yogatherapie bei nonkomplexer Posttraumatischer Belastungsstörung (PTSD)

Am Beispiel einer Maus, die in die Erstarrung geht, soll gezeigt werden, dass nach erfolgreicher Erstarrung immer noch Spannungen im System der Nerven, Faszien und Muskeln auftreten.

Die Maus trifft auf eine Katze und diese entdeckt die Maus. Das spürt die Maus und sie geht in den Erstarrungsreflex. Nachdem die Katze fortgegangen ist, beginnt die Maus zu zucken. Der Nachfluchtreflex entlädt sich. Er besteht darin, dass die Maus zu Beginn der erfahrenen Bedrohung beide Überlebensreflexe erlebt: sowohl den Flucht- als auch den Erstarrungsreflex. Der Erstarrungsreflex setzt sich durch. Er bezieht sich größtenteils auf die Faszien, die sich zusammenziehen. Es entsteht eine durch fasziale Spannung hervorgerufene Muskelerstarrung.

Bei der Maus unterliegt zwar der Fluchtreflex dem Erstarrungsreflex, er ist aber nicht aufgelöst, sondern sozusagen vom Erstarrungsreflex überlagert. Konkret bedeutet das: Vom Nervensystem wurden Bewegungsimpulse für die Flucht in den Muskelapparat entsendet. Aufgrund der faszialen Übermacht wurden die Bewegungsimpulse aber nicht zu Ende geführt und die neuronale Energie hängt noch im System. Im Nachfluchtreflex kann sich diese Energie entladen, was sich an einem Zucken der Muskulatur zeigt, die sich endlich gegen die zurückweichende Spannung in den Faszien durchsetzen kann.

Auch bei uns Menschen ist dieser Prozess, ausgelöst durch Bedrohung oder Schock, zu finden. Anders als bei der Maus werden bei uns weder das Erstarrungsprogramm noch das Fluchtprogramm vollständig zu Ende ausgeführt. Der Grund dafür liegt in der veränderten Neurologie. Höher gelegene Hirnzentren hemmen bei uns diese Überlebensreflexe an ihrer vollständigen Ausführung. Dennoch werden sie bei uns ausgelöst.

Im Ergebnis haben wir fasziale und muskuläre Restspannungen im Körper, die sich gegenseitig mechanisch blockieren und einander an der Entladung hindern. Durch den Vorgang des neuronalen Zitterns wird diese gegenseitige Entladungsblockade gelöst. Hierfür wird folgender Vorgang empfohlen: Die Faszien werden durch einfache entspannende und spielerische kleine Bewegungen gelöst. Dabei wird keine

Dehnungsgrenze überschritten. Die Bewegungen sollen ein Wohlgefühl auslösen. Die Muskeln werden in einem bestimmten Bereich von Länge, Kraft und Gelenk-Winkel kontrahiert. Diese muskulären Arbeitsbereiche werden dann über längere Zeit gehalten. Nach einer Zeit von 30 Sekunden bis etwa 10 Minuten kommt es dann zum neuronalen Zittern. Es entsteht durch das Gleichgewicht zwischen den Kräften, auf der einen Seite von den Faszien ausgehend und auf der anderen Seite von den Muskeln ausgehend. Im Zittern selbst werden Impulse ausagiert, die im System als sogenannter Nachfluchtreflex hängen geblieben waren.

Durch das Entladen dieser Impulse werden die Faszien im Ergebnis wieder geschmeidig. Das lange Halten von Asanas in einem möglichst geringen Anspannungsbereich der Muskulatur begünstigt diesen Prozess; das extrem lange Hineingehen in die Asanas sowie das extrem lange Hinausgehen aus den Asanas fördern ihn. Hierfür ist eine besondere Ausführungsform der Asanas notwendig. Pranayama ist an dieser Stelle kontraindiziert, da es den reflektorischen Entladungsprozess hemmen würde. Dieser ist in der Peripherie des Körpers bei Schocktraumen aber therapeutisch bewusst erwünscht. Bei entwicklungsbedingten Traumafolgestörungen sollte nicht auf diese Weise vorgegangen werden. Im Unterschied zu den Schocktraumen sind bei den entwicklungsbedingten Traumafolgestörungen immer Emotionen beteiligt. Ohne Integrationsarbeit dieser Emotionen wäre die Therapie nicht vollständig.

11.2 Yogatherapie bei komplexer Posttraumatischer Belastungsstörung (KPTSD) beziehungsweise entwicklungsbedingter Traumafolgestörung

Bei KPTSD wird dieser Vorgang, therapeutisches Yoga anwenden zu wollen, komplexer. Das emotionale Erleben ist im blockierten Muskel-Faszien-Neuronen-System konditioniert und es muss bewusst erlebt und integriert werden, während sich muskuläres und fasziales Zittern im Körper aufbaut. Dieser Vorgang findet während des Pratyahara statt. Pranayama spielt hierbei eine große Rolle, denn es hilft, das bewusste Erleben und Integrieren der Emotionen sicherzustellen. So wird verhindert, dass die Überlebensreflexe zu einer Dissoziation führen, welche die bewusste Integration verhindert.

Diese Zuordnung kann jedoch nicht streng nach Diagnose erfolgen. Es ist wichtig, den Klienten im Auge zu haben. Im Falle einer Dekompensation oder Überflutung benötigt er in jedem Fall Pranayama, unabhängig davon, ob die Diagnose PTSD oder KPTSD lautet.

In Tabelle 11.1 werden die einzelnen Yoga-Interventionsmaßnahmen den beiden Störungen PTSD und KPTSD zugeordnet. Diese Zuordnung ist jedoch nicht dogmatisch gemeint. Klienten mit der Diagnose KPTSD können natürlich auch Schocktraumen erlebt haben. Von daher ist für sie das Üben von Asanas mit dem Ziel einer neuronalen Entladung des Nachfluchtreflexes bedeutsam.

Im klassischen Yoga geht man systematisch so vor, dass Teilnehmer immer erst für lange Zeit Asanas üben, bevor sie zum Üben von Pranayama angeleitet werden. Die Tabelle soll mehr auf die innere Logik der Diagnosen eingehen, um klarer herauszustellen, dass Yoga in der Lage ist, konkret sowohl auf PTSD als auch auf KPTSD einzugehen. Die Empfehlung, dass Pranayama bei PTSD (mittlere Zeile der Tabelle) nicht indiziert ist, bedeutet nicht, dass Pranayama bei PTSD vollkommen kontraindiziert ist. Es bedeutet vielmehr, dass der Therapeut an dem Tag, an dem er an dem Nachfluchtreflex arbeiten will, besser kein Pranayama durchführt, da es die Reflexauslöseschwelle heraufsetzt. Durch das Heraufsetzen dieser Auslöseschwellen würde aber die Entladungsbereitschaft der Neuronen vermindert werden.

	PTSD	KPTSD
Asana mit neuronaler Entladung des Nachfluchtreflexes	indiziert	nicht indiziert
Pranayama mit Hemmung von Kampf-Flucht-Reflex und Erstarrungsreflex	nicht indiziert	indiziert
Pratyahara mit Integration der im Körper abgespeicherten Emotionen	nicht indiziert	indiziert

Tabelle 11.1: Übersicht und Zuordnung von Interventionen aus dem Yoga und psychischen Störungen

Verzeichnis der Sanskritbegriffe

Apana	„herabziehende Kraft“, eine der fünf verschiedenen Aktivitäten der Körperzellen; auch feinstoffliche Kräfte innerhalb des Körpers
Ayama	dehnen, vergrößern, sammeln, Nicht-Tod
Bandha	Bindung, Verschluss
Bhaya	nach der Ausatmung
Buddhi	das Wissende (Bewusstsein)
Chakra	Rad (Energierad, Umschaltstelle zwischen Psyche und Physis)
Dharana	Konzentration (mühevolle und andauernde Konzentration)
Dhyana	eines der acht Glieder des Yoga nach Patanjali. Konkret ist es der siebte Schritt, dem → Pranayama und → Dharana vorangehen. Einige Kommentatoren übersetzen Dhyana mit „mühelose Konzentration“, andere mit „Konzentration auf das Innere“.
Isvara	das Göttliche oder das absolute Hier und Jetzt
Kapa	Kopf
Kapalabhati (Atemübung)	Reinigung des Kopfes, Reinigung des Schädels
Kumbhaka	Teilprozess des Pranayama, bei dem der Atem willentlich angehalten wird. Kumbhaka findet nach der Aus- oder nach der Einatmung statt.
Mahavakyas	die vier großen Wahrheiten innerhalb der Literatur der → Upanisaden
Manas	Geist, Mentalität, Mind
Mantra	symbolische oder spirituelle Silbe, Klang
Mula	Wurzel
Nadi	feinstofflicher Nervenkanal ohne anatomische Entsprechung, daher eher ein Empfindungskanal; umgangssprachlich: „einen Draht zueinander haben“
Niyama	Verhaltensregeln, Umgang mit sich selbst
OM	Mantra, Klang des Universums
Prana	die Energie des Atems, die wahrgenommen wird, wenn der Atem beobachtet wird
Pranadharana	Vorbereitung zum Pranayama. Im Pranadharana wird die Aufmerksamkeit mit dem Atem zusammengebracht, sodass im Ergebnis eine größere Achtsamkeit auf dem Atem liegt.
Pranayama	Atemtechnik im Yoga, Energie- und Atemregulation

Pranidhana	Öffnung, Hingabe
Pratyahara	Wahrnehmung ohne Denken, voller Akzeptanz
Samadhi	Erkenntnis des Vollkommenen, der eigenen Vollkommenheit, der Vollkommenheit des Universums
Samyama	Versenkung als vertiefte Erfahrung nach Samadhi, Gleichzeitigkeit von → Dharana, → Dhyana, → Samadhi
Sukha	leicht, die Inspiration fördernd (Ziel der Asanas)
Tat	das, im Sinne von „dasjenige welche"; dasjenige, welches man nicht in Worte fassen kann, jenseits aller Konzepte
Udana	Sprechenergie, Energie im Kehlkopf
Upa	nahe, nahe beieinander.
Upanisad	ältester Texte der Yogaliteratur. Die wörtliche Übersetzung lautet „nahe beieinandersitzen".
Ut	nach oben
Vairagya	ein Ziel ins Auge fassen und verfolgen, ohne sich ablenken zu lassen; etwas anpacken und fertig machen
Vajra	Härte eines Diamanten, festeste Struktur und höchste Transparenz zugleich
Vayus	feinstoffliche Kräfte im Körper, die mit Emotionen interagieren können
Vedanta	das Ende des Wissens (der Veden), das letzte Buch der Veden
Vyana	„ausdehnende Kraft", eine der fünf verschiedenen Aktivitäten der Körperzellen; auch feinstoffliche Kräfte innerhalb des Körpers
Yama	das zwischenmenschliche Verhalten; die Art und Weise, miteinander zu kommunizieren; Gott des Todes

Literatur

AMEISEN, P. J. (2005): Die Buteyko-Methode. *Nexus-Magazin.* Immenstadt: Mosquito-Verlag.

ARNTZ, W.; CHASSE, B. & VINCENTE, M. (2006): *Bleep. An der Schnittstelle von Spiritualität und Wissenschaft.* Kirchzarten: VAK-Verlag.

AUSTIN, T. K. (1982): Stress management. *Journal of Orthomolecular Psychiatry* 11 (3), S. 193–197.

BAGGA, O. P. & GANDHI, A. (1983): A comparative study of the effect of Transcendental Meditation (T. M.) and Shavasana practice on cardiovascular system. *Indian Journal of Physiological Pharmacology* 35 (1), S. 39–45.

BASLER, H.-D. et al. (1990): *Psychologische Schmerztherapie.* Berlin: Springer.

BÄUMER, B. (1976): Patanjali. *Die Wurzeln des Yoga.* Bern: Scherz.

BERA, T. K. & RAJAPURKAR, M. V. (1993): Body composition, cardiovascular endurance and anaerobic power of yogic practitioner. *Indian Journal of Physiological Pharmacology* 37 (3), S. 225–228.

BHARGAVA, R.; GOGATE, M. G. & MASCARENHAS, J.F. (1988): Autonomic response to breath holding and its variations following pranayama. *Indian Journal of Physiological Pharmacology* 32 (4), S. 257–264.

BIHR, D. et al. (Hrsg.) (2003): *Sozialgesetzbuch. Neuntes Buch: Rehabilitation und Teilhabe behinderter Menschen.* München: C. H. Beck.

BLACKWELL, B. et al. (1976): Transcendental meditation in hypertension: Individual response patterns. *Lancet 1* (7953), S. 223–226.

BLUMENTHAL, J. A. et al. (1989): Cardiovascular and behavioral effects of aerobic exercise training in healthy older men and women. *Journal of Gerontology* 44 (5), S. 147–157.

BOHLE M.; KULHANEK, V. & NESPOR, K. (1979): Changes in intragastric and intrarectal pressing during uddiyana yoga exercise. *Fystiatr-Revmatol-Vestn,* S 7 (S), S. 317–320.

BRÄUTIGAM, U. & TRÖKES, A. (1991): Der Weg des Yoga. Petersberg: Via Nova.

BRÄUTIGAM, U. (1994): Formen von Uddiyana Bandha. *Deutsches Yogaforum* 2, S. 89.

BROWNSTEIN, A. H. & DEMBERT, M. L. (1989): Treatment of essential hypertension with yoga relaxation therapy in a USAF aviator: a case report. *Aviat Space Environment Medicine* 60 (7), S. 684–687.

CHAUDARY, A. K. et al. (1988): Comparative study of the effects of drugs and relaxation exercise (yoga shavasana) in hypertension. *Journal Association Physicians India* 36 (12), S. 721–723.

COTTRAUX, J. (1996): A controlled positron emission tomography study of obsessive and neutral auditory stimulation in obsessive compulsive disorder with checking rituals. *Psychiatry Res.* 60, S. 101–112.

DAMASIO, A. R. (2011): *Entstehung des menschlichen Bewusstseins.* München: Siedler.

DEISLER, P. (1985): *Veränderungen von Blutdruck und Herzfrequenz durch Yogaübungen.* München: Dissertation.

DESIKACHAR, T. K. V. & KRUSCHE, H. (2007): *Das verborgene Wissen bei Freud und Patanjali.* Stuttgart: Theseus.

DESIRAJU, T. & TELLES, S. (1983): Thalamo cortical level during the pranayamas. *Brain Research* 15, S. 544–547.

DOLL, A. et al. (2015): Mindfulness is associated with intrinsic functional connectivity between default mode and salience networks. *Front. Human Neuroscience* (9) 461.

DOSTALEK, C. & LEPIKOVSKA, V.: Hathayoga: a method for prevention of cardiovascular diseases. *Act. Nerv. Super. Praha* 3 (2), S. 444–452.

DWORKIN, B. R. et al. (1994): Sensory Effects of Baroreceptor Activation and Perceived Stress Together Predict Long-Term Blood Pressure Elevations. *International Journal of Behavioral Medicine* 1, S. 215–228.

EBERT, D. & GAUNITZ, U. (1995): Blutgaspartialdruckverläufe bei ausgewählten Pranayamas. In: Yoga Darshana BDY (Hrsg.): *Yoga, Begegnungen, Erfahrungen, Perspektiven.* Berlin: Logos.

EMERSEN, D. & HOPPER, E. (2012): *TraumaYoga. Heilung durch sorgsame Körperarbeit.* Lichtenau: Probst Verlag.

FELDENKRAIS, M. (1978): *Bewusstheit durch Bewegung.* Frankfurt a.M.: Suhrkamp,.

FERRARI, I. G. & ROBERTI, P. (1981): New therapeutic techniques in psychosomatic medicine: Yoga therapy for arterial hypertension. *Medicina Psychosomatica* 26 (4), S. 375–383.

FERSTER, C. B. (1967): Classification of behaviorpathology. In: Krasnar, C. & Ullmann, L.P. (Hrsg.), *Research in behavior modification.* New York: Holt, Rinehart & Winston.

FORSTELL, C.; PANDE, J. N. & HEDENSTIERNA, G. (1983): Effects of high-frequency breathing on pulmonary ventilation and gas exchange. *Journal Application of Physiology* SS (6), S. 1854–1861.

FUCHS, C. (1990): *Yoga in Deutschland: Rezeption, Organisation, Typologie.* Stuttgart: Kohlhammer.

GENDLIN, E. T. (1998): *Focussing. Selbsthilfe bei Lösungen persönlicher Probleme.* Reinbek: Rowohlt.

GLEICHMUT, S.; KLAUS, D. & LOHMANN, F. W. (1990): *Wege und Ziele der Patienteninformation.* Berlin: Springer.

GOEBEL, G. (1992): *Ohrgeräusche: psychosomatische Aspekte des komplexen chronischen Tinnitus: Vorkommen, Auswirkungen, Diagnostik und Therapie.* München: Quintessenz.

GOTTMANN, A. (1972): *Der Einfluss des Autogenen Trainings und Bhastrika-Pranayama auf die Flimmerverschmelzungsfrequenz.* Mainz: Dissertation.

GROF, S. (1989). *Topographie des Unbewussten: LSD im Dienst der tiefenpsychologischen Forschung.* Stuttgart: Klett-Cotta.

HANNA, G. L.; YUWILER, A. & CANTWEIL, D. P. (1991): Whole blood serotonin in juvenile obsessive compulsive disorder. *Biological Psychiatry* 29, S. 738–744.

HARRIS, T. & HARRIS, A. (2007): *Ich bin o.k. – du bist o.k. / Einmal o.k. – immer o.k.* Reinbek: Rowohlt.

HARVEY, J. (1983): The effect of yoga breathing exercises on mood. *Am. Society of Psychosom. Dentistry & Medicine* 30, S. 39–48.

HAUTZINGER, M. (1996): *Verhaltenstherapie.* Berlin: Springer.

HEBB, D. (2002 / 1949): *The organization of behavior. A neuropsychological theory.* Mahwah: Erlbaum Books (Nachdruck der Ausgabe von 1949).

HENDRIX, H. (2008): *Getting the love you want.* New York: Holt.

HERMANN, P. (1981): *Deutsches Wörterbuch.* 8. unveränderte Auflage. Tübingen: Niemeyer.

HEYDEN, T. et al. (1986): *Verhaltenstherapie Theorien und Methoden.* Tübingen: DGVT-Verlag.

HÖLZEL, B. (2014): Fluid intelligence and brain functional organization in aging yoga and meditation practioners. *Front Aging Neurosci* (6) 76.

HUBER, M. (2012): *Trauma und die Folgen. Trauma und Traumabehandlung, Bd. 1.* Paderborn: Junfermann.

INNES, K.E. & VINCENT, H.K. (2006): The Influence of Yoga-Based Programs on Risk Profiles in Adults with Type 2 Diabetes Mellitus: A Systematic Review. *Oxford Journals*, S. 469–486.

IYENGAR, B.K.S. (1984): *Licht auf Pranayama*. München: O.W. Barth.

IYENGAR, B.K.S. (2001): *Yoga – der Weg zu Gesundheit und Harmonie*. München: Dorling Kindersley.

JONAS, G. (1973): *Visceral learning: Toward a science of self-control*. New York: Viking.

JOSHI, L.N.; JOSHI, V.D. & GOKHALE, L.V. (1992): Effect of short term Pranayama practise on breathing rate and ventilatory functions of lung. *Indian Journal of Physiological Pharmacology* 36 (2), S. 105–108.

KANFER, F.H. & SASLOW, G. (1965): Behavioral analysis. *Archives of General Psychiatry* 12, S. 529–538.

KANFER, F.H. & SASLOW, G. (1974): Behavioral diagnosis. In: Franks, C.M. (Hrsg.) *Behavior therapy: Appraisal and status*, 41, S. 7–443.

KEMPE-WALD, L. (1991): Gestaltung des Yogaunterrichts, Didaktik des Yogaunterrichts: Weg des Yoga. *Handbuch BOY*. Petersberg: Via Nova.

KOBS, A. (2005): *Shatkarma. – Die Geheimnisse der Yoga-Reinigung. Yogische Techniken und ayurvedische Prinzipien zur Verjüngung*. Aitrang: Windpferd.

KÖLLNER, V. & BRODA, M. (2005): *Praktische Verhaltensmedizin*. Stuttgart: Thieme.

KÜHNEMANN, B. (1998): *Der Einfluss des Hatha-Yoga, insbesondere seiner Atemformen, auf die Skelettmuskulatur*. Leipzig: Dissertation.

LEPIKOVSKA, V.; DOSTALEK, C. & VLCEK, M. (1982): Vasomotor change effected by breathing manoeuvres. *Activitas Nervosa Superior*, 25 (3), S. 195–196.

LEPIKOVSKA, V.; DOSTALEK, C. & KOVAROVA, M. (1990): Hathayogic exercise jalandhara-bandha in its effect on cardiovascular response to apnea. *Activitas Nervosa Superior* 32 (2), S. 99–114.

LESCH, K.P. (1991): Psychobiologie der Zwangskrankheit. Fortschritte der Neurobiologie. Psychiatrie 59, S. 404–412.

LEVINE, P.A. (2013): *Sprache ohne Worte. Wie unser Körper Trauma verarbeitet und uns in die innere Balance zurückführt*. München: Kösel.

LINDSLEY, D.R. (1964): Direct measurement and prosthesis of retarded behavior. *Journal of Education* 147, S. 62–81.

LINDSLEY, D.R. et al. (1965): Verhaltenstherapie-Theorien und Methoden. *Forum 11*. Tübingen: DGVT-Verlag.

LYSEBETH VAN, A. (1982): *Yoga für Menschen von heute*. München: Mosaik.

MAKWANA, K.; KHIRWADKAR, N. & GUPTA, H.C. (1988): Effects of short-term yoga practise on ventilatory function tests. *Indian Journal of Physiological Pharmacology* 32 (3), S. 202–208.

MARCHER, L. & FICH, S. (2010): *Body Encyclopedia. A Guide of the Psychological Functions of the Muscular System*. Berkeley: North Atlantic Books.

MARGRAF, J. & SCHNEIDER, S. (1989): *Panik. Angstanfälle und ihre Behandlung*. Berlin: Springer.

MARGRAF, J. (1996): *Lehrbuch der Verhaltenstherapie, Bd. 2*. Berlin: Springer.

MATSUNAGA, H. et al. (1996): *Event-related potentials (ERPs) in patient with obsessive compulsive disorder*. In: Ogura, C.; Koga, Y. & Shimokochi, M. (Hrsg.), *Recent advances in event-related brain potential research*. Amsterdam: Elsevier.

MILLER, N.E. & DOLLARD, J. (1941): *Social Learning and Imitation*. New Haven: Yale University Press.

MILTNER, W.; BIRBAUMER, N. & GERBER, W.-D. (1986): *Verhaltensmedizin*. Berlin: Springer.

MITZINGER, D. (1996): *Tauchsport-Seminare. Atemtechniken*. Bielefeld: Delius Klasing.

MITZINGER, D. (2008): *Yoga in Prävention und Therapie. Ein Manual für Yogalehrer, Therapeuten und Trainer.* Köln: Deutscher Ärzte Verlag.

MODANMOHAN, T. et al. (1992): Effects of yoga training on reaction time, respiratory endurance and muscle. *Indian Journal of physiological Pharmacology* 36 (4), S. 229–233.

MORSE, D. R. et al. (1984): A physiological evaluation of the yoga concept of respiratory control of automatic nervous system activity. *International Journal of Psychosomatics* 31(1), S. 3–19.

MOWRER, O. H. (1947): On the dual nature of learning: A reinterpretation of „conditioning" and „problem solving". *Harvard Educ Rev* 17, S. 102–148.

MYLIUS, K. (1992): *Wörterbuch Sanskrit-Deutsch.* München: Langenscheidt.

NESPOR, K. (1979): Yoga and cardiovascular disease prevention. *Cas. Lek. Cesk.* 118 (11), S. 333–335.

NUERNBERGER, P. (1980): Effects of stress management and breath training. *Himalayan Institute Research Bulletin* 3.9.

OGDEN, P.; MINTON, K. & PAIN, C. (2010): *Trauma und Körper. Ein sensumotorisch orientierter psychotherapeutischer Ansatz.* Paderborn: Junfermann.

PENROSE, R. (1995): *Schatten des Geistes.* Heidelberg: Spektrum Verlag.

PORGES,.S. W. (2010): *Die Polyvagal-Theorie. Neurophysiologische Grundlagen der Therapie. Emotion, Bindung, Kommunikation und ihre Entstehung.* Paderborn: Junfermann.

PRABHAVANANDA SWAMI (1951): *Die schönsten Upanisaden.* Zürich: Rescher-Verlag.

REDDEMANN, L. (2011): *Psychodynamische Imaginative Traumatherapie PITT – Das Manual.* Stuttgart: Klett-Cotta.

REINECKER, H. (1994): *Grundlagen der Verhaltenstherapie.* Weinheim: Beltz PVU.

ROSENBERG, M. B. (2004): *Gewaltfreie Kommunikation.* Paderborn: Junfermann.

RUPPERT, F. (2013): *Trauma, Angst und Liebe. Unterwegs zu gesunder Eigenständigkeit. Wie Aufstellungen dabei helfen.* München: Kösel.

SACHAROW, B. (1954): *Das große Geheimnis. Die verborgenen Seiten der Yogaübungen.* München: Drei Eichen.

SACHSE, R. (1991): *Zielorientiertes Handeln in der Gesprächspsychotherapie.* Stuttgart: Kohlhammer.

SACHSE, R. (2011): *Perspektiven Klärungsorientierter Psychotherapie II.* Lengerich: Pabst Science Publishers.

SASS, H. et al. (2003): *Diagnostische Kriterien DSM-IV-TR.* Göttingen: Hofgrefe.

SATYANANDA YOGA ZENTRUM (1989): *Asana Pranayama Mudra Bandha.* Bodolz: Druckerei Lang.

SCHAUDER, P. (Hrsg.) (2003): *Ernährungsmedizin. Prävention und Therapie.* München: Urban & Fischer.

SCHNARCH, D. (2008): *Die Psychologie sexueller Leidenschaft.* Stuttgart: Klett-Cotta.

SCHNARCH, D. (2009): *Intimacy and Desire. Awaken the passion in your relationship.* New York: Beaufort Books.

SCHULZ VON THUN, F. (2007): *Miteinander reden. Bd. 2 u. 3.* Reinbek: Rowohlt.

SCHULZ VON THUN, F. (2008): *Miteinander reden. Bd. 1.* Reinbek: Rowohlt.

SCHUTZ-RAFFELT, F. (1991): *Der Weg des Yoga. Handbuch für Übende und Lehrende. Berufsverband Deutscher Yogalehrer* (Hrsg.). Petersberg: Via Nova.

SCHWARTZ, J. M. (1996): Systematic changes in cerebral glucose metabolic rate after successful behavior modification treatment of obsessive-compulsive disorder. *Arch. Gen. Psychiatry* 53, S. 577–584.

Shapiro, F. (1998): *EMDR Grundlagen und Praxis: Handbuch zur Behandlung traumatisierter Menschen.* Paderborn: Junfermann.

Shrikrishna, M.B.B.S. (1995): *Anwendung von Yoga im therapeutischen Bereich.* In: Yoga Darshana, BDY (Hrsg.), Yoga, Begegnungen, Erfahrungen, Perspektiven. Berlin: Logos.

Siegel, D.J. (2006): An interpersonal neurobiology approach to psychotherapy: How awareness, mirror neurons and neural plasticity contribute to the development of well-being. *Psychiatric Annals* 36 (4), S. 248–258.

Slaughter, E.J. (1984): *Hypertension: A comparative study of self-regulation strategies.* Dissertation Ball State University.

Spiegelhoff, W. & Mukerji, G.D. (1971): *Yoga und unsere Medizin.* Stuttgart: Hippokrates.

Sriram, R. (2003): *Patanjali. Das Yogasutra. Von der Erkenntnis zur Befreiung, Einführung, Übersetzung und Erläuterung.* Stuttgart: Theseus.

Stancak, A. et al. (1991): *Kapalabhati yogic cleansing exercise. Cardiovascular and respiratory changes.* Prag: Dissertation.

Streeter, Ch. et al. (2007): Yoga Asana Sessions Increase Brain GABA Levels: A Pilot Study. *The Journal of Alternative and Complementary Medicine* 13 (4), S. 419–426.

Strotzka, H. (Hrsg.) (1978): *Psychotherapie. Grundlagen, Verfahren, Indikationen.* München: Urban & Schwarzenberg.

Taleb, N.N. (2015): *Der schwarze Schwan.* München: Kaus.

Telles, S. & Desiraju, T. (1991): Oxygen consumption during pranayamic type of very slowrate breathing. *Indian Journal of Medical Research* 10 (94), S. 357–363.

Telles, S. & Desiraju, T. (1992): Heart rate and respiratory changes accompanying yogic conditions of single thought and thoughtless states. *Indian Journal of Physiological Pharmacology* 36 (4), S. 293–294.

Terbrack, U. & Hornung, W.P. (2004): *Psychoedukation Zwangsstörung. Manual zur Anleitung von Patienten und Angehörigengruppen.* München: Elsevier.

Tiller, W.A.; McCraty, R. & Atkinson, M. (1996): Cardiac coherence: a new, noninvasive measure of autonomic nervous system order. *Altern. Ther. Health Med.* 2(1), S. 52–65, PMID 8795873. Department of Materials Science and Engineering, Stanford University.

Timmons, B.; Salamy, K. & Girton, K. (1972): Abdominal-thoratic respiratory movement and levels of arousal. *Psychosomatic Science* 27, S. 173–174.

Trökes, A. & Knothe, B. (2014): *Neuro-Yoga.* München: O.W. Barth.

Trökes, A. (1991): Hatha-Yoga. In: *Der Weg des Yoga: Handbuch für Übende und Lehrende.* Petersberg: Via Nova.

Ulmer, S.N. (2011): Traumasensibles Yoga, Traseyo: Ein neues Konzept der Körperarbeit für traumatisierte Menschen. *Trauma und Gewalt* 2 (5), S. 174–181.

Van der Kolk, B. et al. (2014): Yoga as an Adjunctive Treatment for Posttraumatic Stress Disorder: A Randomized Controlled Trial. *Journal of Clinical Psychiatry* 75 (6), e559-e565, 2014der DG-E.

Van der Kolk, B. (2017): *Verkörperter Schrecken. Traumaspuren in Gehirn, Geist und Körper und wie man sie heilen kann.* Lichtenau: G.P. Probst Verlag.

Venkatesananda Swami (1978): *Erleuchtetes Leben. Neuübertragung des Yoga-Sutra von Maharshi Patanjali durch Venkatesananda.* Baden-Baden: Verlag Dem Wahren-Schönen-Guten.

Venkatesananda Swami (1982): *Die Bhagavadgita. Gesang Gottes mit Erläuterungen.* Baden-Baden: Verlag Dem Wahren-Schönen-Guten.

Vishnudevananda Swami (1975): *Das große illustrierte Yoga-Buch.* Freiburg: Aurum.

Watzlawick, P.; Janet, H. & Jackson, D. D. (1969): *Menschliche Kommunikation. Formen, Störungen, Paradoxien.* Bern: Verlag Hans Huber, 11. Aufl.

Weiers-Croissant, K. & Köllner, V. (2005): Raucherentwöhnung. In: Köllner, V. & Broda, M.: *Praktische Verhaltensmedizin.* Stuttgart: Thieme.

Weiner, B. (1990): *Motivationspsychologie.* Weinheim: Psychologie Verlags Union.

Weiser, R. & Dunemann, A. (2010): *Yoga in der Traumatherapie.* Stuttgart: Klett-Cotta.

Wiener, N. (1948): Cybernetics. New York: Wiley; dt. (1963): *Kybernetik.* Düsseldorf: Econ.

Wolpe, J. (1958): *Psychotherapy by Reciprocal Inhibition.* Stanfort: Stanfort University Press.

Yerkes, R. M. & Dodson, J. D. (1908): The relation of strength of stimulus to rapidity of habit-formation. *Journal of Comparative Neurology and Psychology* 18, S. 459–482.

Zatnir, N. & Shuher, E. (1980): Effects of nalaxone on behaviour. *Journal of the Autonomic Nervous System.*

Index

Grundlagen der KPT

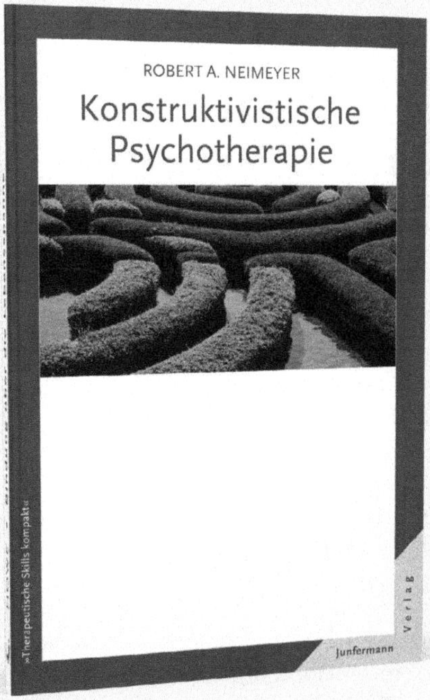

Robert A. Neimeyer

Konstruktivistische Psychotherapie

Die Konstruktivistische Psychotherapie (KPT) fokussiert auf die Bedeutung, die Klienten ihrer Welt zuschreiben und darauf, wie diese Zuschreibungen zu Problemen führen können. Sie entlehnt Elemente aus mehreren therapeutischen Traditionen, z.B. aus der humanistischen oder systemischen Therapie, erweitert diese und interpretiert sie neu vor dem Hintergrund charakteristischer postmoderner Themen, welche insbesondere mit der Vorrangstellung der persönlichen Bedeutung, der Konstruktion von Identität in einem sozialen Umfeld und der Revision von inkohärenten oder restriktiven Lebensnarrativen zu tun haben. Mit diesem zweiten Band unserer neuen Reihe »Therapeutische Skills kompakt« ermöglicht Robert A. Neimeyer »interessierten Kandidaten und Praktikern eine sichere Passage durch das gelegentlich beängstigende postmoderne Terrain«.

144 Seiten, kart. • € (D) 17,00 • ISBN 978-3-87387-837-2
Auch als E-Book erhältlich.

Robert A. Neimeyer ist Professor für Psychologie an der University of Memphis und arbeitet in eigener Praxis. Er ist Herausgeber des *Journal of Constructivist Psychology.*

Shopvorteile

- Kostenloser Versand – weltweit!
- Kein Mindestbestellwert.
- Lieferung innerhalb von 1–2 Tagen.
- Zahlung per Rechnung oder PayPal.

www.junfermann.de

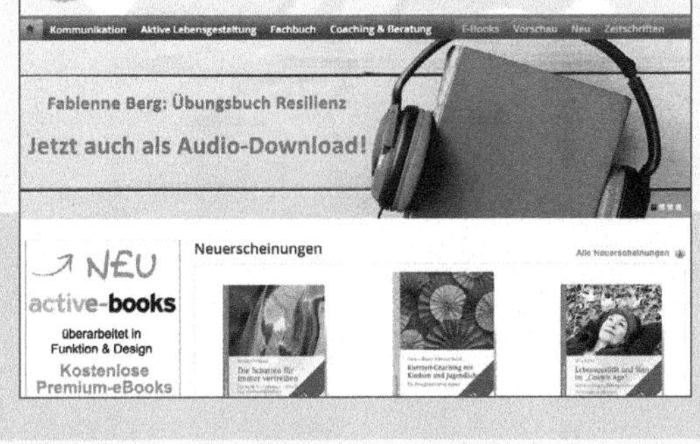

Mit Yoga behutsam Traumata heilen

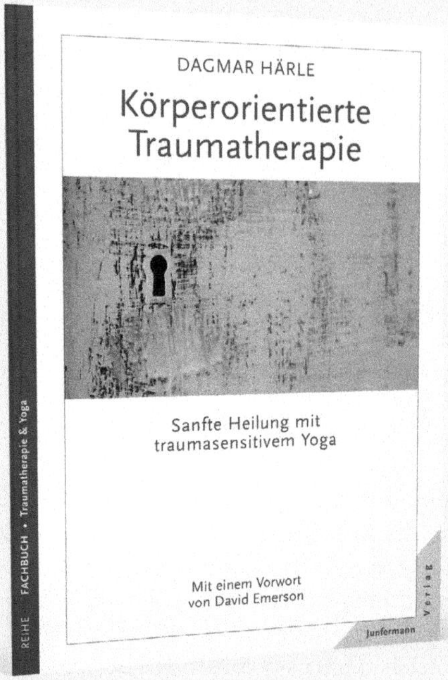

Dagmar Härle

Körperorientierte Traumatherapie

Sanfte Heilung mit traumasensitivem Yoga

Wenn wir über Trauma sprechen, steht meist das Ereignis, die erzählbare Geschichte, im Mittelpunkt. Ein Trauma ist jedoch vor allem ein Erlebnis, das dem Körper widerfahren und dort gespeichert worden ist. Deshalb kommt man allein mit kognitiv orientierten therapeutischen Zugängen bei vielen Patienten nicht weiter.

Ihre Erfahrungen als Traumatherapeutin und Yogalehrerin sowie eine Ausbildung in traumasensitivem Yoga (TSY) bei David Emerson ermutigten die Autorin, die Grundsätze des TSY auf das Eins-zu-Eins Setting zu übertragen. Sie stellt Asanas und Atemübungen vor, die sich zur individuellen Prozessbegleitung komplex traumatisierter Patienten eignen. Betroffene können so behutsam lernen, ihren Körper wieder zu spüren und ihre Affektregulation zu verbessern.

296 Seiten, kart. • € (D) 42,00 • ISBN 978-3-95571-333-1
Auch als E-Book erhältlich.

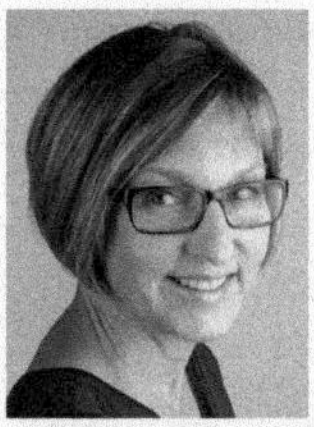

Dagmar Härle ist Traumatherapeutin, Yogalehrerin und Coach in eigener Praxis in Basel.

Weitere erfolgreiche Titel:

Die Narben der Gewalt
ISBN 978-3-95571-624-0

Praxisbuch traumasensitives Yoga (PDF)
ISBN 978-3-95571-580-9

Mut, Kraft und Liebe wünsche ich dir (PDF)
ISBN 978-3-95571-210-5

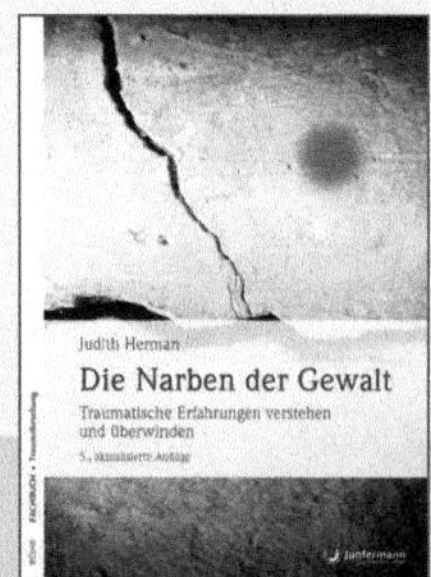

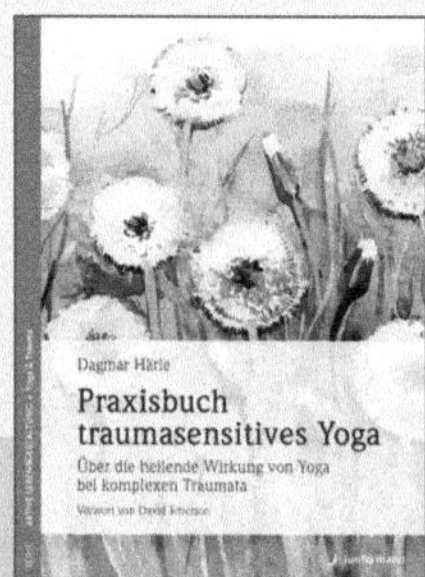

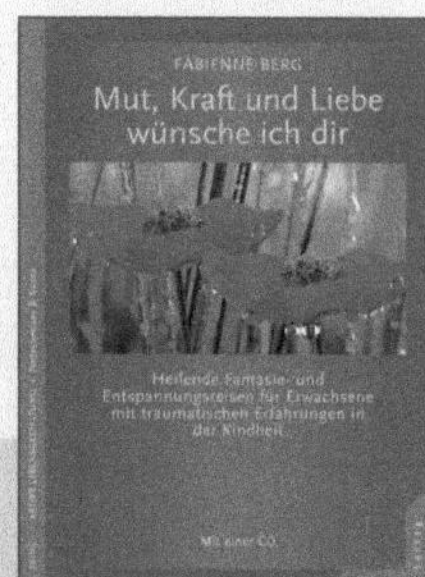

www.junfermann.de